GUÉRISON

DE LA

PHTHISIE PULMONAIRE

ET DE LA

BRONCHITE CHRONIQUE

A L'AIDE D'UN TRAITEMENT NOUVEAU

PAR

Le Dr JULES BOYER

Ex-interne des hôpitaux, ex-prosecteur d'anatomie
Ex-chef des travaux anatomiques
Ex-chargé du cours de physiologie à l'Ecole de médecine de Clermont
Membre correspondant de la Société de médecine et de chirurgie pratiques de Montpellier
Chevalier et commandeur de plusieurs ordres.

> « Un rhume négligé est une phthisie commencée. » (STOLL.)

> « Décréter l'incurabilité de certaines maladies, c'est sanctionner par une loi la négligence et l'incurie. » (BACON.)

VINGT-CINQUIÈME ÉDITION

SUIVIE D'OBSERVATIONS

PARIS

LECÈNE, OUDIN ET Cie LIBRAIRES-ÉDITEURS

17, RUE BONAPARTE, 17

1892

Tous droits réservés

GUÉRISON

DE LA

PHTHISIE PULMONAIRE

ET DE LA

BRONCHITE CHRONIQUE

POITIERS. — TYPOGRAPHIE OUDIN ET Cie

GUÉRISON

DE LA

PHTHISIE PULMONAIRE

ET DE LA

BRONCHITE CHRONIQUE

A L'AIDE D'UN TRAITEMENT NOUVEAU

PAR

Le Dr JULES BOYER

Ex-interne des hôpitaux, ex-prosecteur d'anatomie
Ex-chef des travaux anatomiques
Ex-chargé du cours de physiologie à l'Ecole de médecine de Clermont
Membre correspondant de la Société de médecine et de chirurgie pratiques de Montpellier
Chevalier et commandeur de plusieurs ordres.

« Un rhume négligé est une phthisie commencée. »   (STOLL.)

« Décréter l'incurabilité de certaines maladies,
c'est sanctionner par une loi la négligence et
l'incurie. »   (BACON.)

VINGT-CINQUIÈME ÉDITION

SUIVIE D'OBSERVATIONS

PARIS

LECÈNE, OUDIN ET Cie, LIBRAIRES-ÉDITEURS

17, RUE BONAPARTE, 17

1892

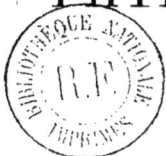

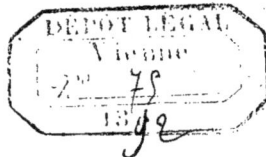

PRÉFACE

La médecine fait peu de progrès aujourd'hui, parce qu'on craint de paraître ridicule ou prétentieux en reprenant l'étude de maladies décrites avec soin par des hommes d'un grand talent. On oublie trop que ces auteurs se sont attachés spécialement aux idées dogmatiques, et qu'ils ont fait peu d'efforts pour obtenir la guérison d'entités morbides qu'ils regardaient d'avance comme incurables. C'est ce prétexte tyrannique qui arrête encore, de nos jours, la masse des médecins ; ils trouvent qu'il est plus commode de s'abriter derrière des opinions toutes faites, et d'envelopper leur indifférence dans le vieux manteau des traditions que de se mettre en opposition avec les princes de la science.

Ils croient se donner un brevet de capacité en niant une découverte médicale qu'ils n'ont pas expérimentée, et ils sont heureux de se renfer-

mer dans le cercle restreint de formules apprises
par cœur.

Après Laennec et Louis, on me trouvera donc
bien osé de parler de la *phthisie pulmonaire*, et
de lutter contre le préjugé ; mais je n'hésite pas
à prendre la responsabilité de ma conviction.

Mon traitement des tubercules et de la bronchite chronique est rationnel ; ce qui m'encou-
rage à le publier, ce sont les résultats obtenus.

Dans les cas désespérés, on a tort de subir les
influences systématiques ; l'intelligence devrait
toujours passer avant la mémoire, et je crois
qu'il est honnête de repousser la thérapeutique
consacrée, lorsqu'on a la certitude qu'elle doit
être impuissante.

Si les praticiens pouvaient abandonner quelquefois la routine qu'ils décorent du nom de
saine pratique, s'ils cessaient d'accepter les idées
du maître comme dernière limite du possible et
du vrai, avant peu de temps nous n'aurions plus
d'affections dites *incurables*.

Cette préface a été écrite, il y a vingt-deux ans, lorsque parut la première édition de ma brochure.

Au début, je fus violemment attaqué : je faisais table rase de toutes les idées émises jusqu'alors ; bien plus, j'osais proscrire l'huile de foie de morue, la teinture d'iode, les préparations arsénicales, tous ces trompe-l'œil si chers aux routiniers, mais si répugnants aux malades et ne guérissant jamais.

Ces attaques me laissèrent indifférent, et je n'y répondis pas, me souvenant de ce vieil adage : *que cela seul a de la valeur qui se discute.*

Cependant deux des plus illustres professeurs de la Faculté jugèrent qu'il y avait là quelque chose ! Leurs essais furent heureux ; d'autre part, des confrères intelligents obtinrent des succès ; alors la réaction s'opéra, et de toutes les pharmacies surgirent des préparations de phosphate de chaux ; on alla même jusqu'à associer les lactates aux phosphates, ne voulant pas se souvenir sans doute que cette idée, émise par moi pour la première fois, avait été abandonnée dans les éditions successives de ma brochure ; il est vrai d'ajouter que l'on se garda bien de parler de mes travaux.

Je n'ai nullement l'intention de discuter ces imitations, qui n'ont aucun rapport avec mon traitement basé sur des idées rationnelles, offrant des préparations définies et présenté dans des conditions toutes particulières. Après avoir subi sans mot dire pendant dix ans une opposition systématique, et je dirai même jalouse, je ne crois pas me montrer trop exigeant en ne demandant à mes adversaires qu'un peu de bonne foi, et le désir sérieux de guérir la phthisie pulmonaire.

Je remercie cordialement les médecins français et étrangers qui ont fait un accueil bienveillant à cette brochure et à mon traitement de la phthisie pulmonaire.

Leurs lettres de félicitations, les articles élogieux qui ont paru dans les revues médicales et scientifiques, me prouvent qu'une pensée généreuse trouve toujours de hauts protecteurs.

Je prie particulièrement M. le docteur Servaux d'accepter l'expression de toute ma gratitude ; le concours de ce confrère, qui a consacré toute sa vie à l'étude des maladies de poitrine, m'a été, en effet, des plus utiles, pour mener à bien mon entreprise.

Dr J. B.

GUÉRISON

DE LA

PHTHISIE PULMONAIRE

La phthisie pulmonaire est une maladie caractérisée par la présence de tubercules dans le
poumon.

Le ramollissement des tubercules détermine les
cavernes et la mort.

L'induration des tubercules et la cicatrisation
des cavernes constituent la guérison de la phthisie.

Ces données étant admises, — parce qu'elles
sont vraies et irréfutables, — on comprendra facilement que le seul moyen d'enrayer, et même de
guérir la phthisie pulmonaire, n'est pas, comme on
le fait depuis trop longtemps, de solliciter la fonte
de la matière tuberculeuse dans le but d'obtenir la
cicatrisation des excavations pulmonaires, mais

bien de la prévenir ou de l'arrêter, de la modifier de telle sorte qu'elle devienne à l'abri de toute désorganisation.

Après avoir médité mûrement cette proposition, j'ai fait des études théoriques et des recherches cliniques qui me permettent d'affirmer qu'on peut solidifier les tubercules, faciliter la cicatrisation des cavernes et, par conséquent, obtenir la curation de la phthisie pulmonaire.

Les travaux sur la phthisie sont très nombreux ; mais, il faut en convenir, beaucoup de faits importants sont présentés sans interprétation à l'appui, et si l'on cherche une théorie et une thérapeutique rationnelles, on reconnaît que ces deux inductions n'existent nulle part. — Serai-je plus heureux que mes devanciers ? L'avenir se chargera de répondre ; pour le présent, je prends la liberté d'exposer mes idées. Elles n'ont pour parrain que ma conviction et les succès obtenus au lit des malades.

ÉTUDE DU TUBERCULE

INDURATION DES TUBERCULES. — Tous les auteurs admettent la transformation spontanée de la matière tuberculeuse en substance crétacée, calcaire et, dans quelques cas, rares il est vrai, en véritable *tissu osseux*. Ces masses crétacées, qu'on rencontre dans les poumons, sont connues depuis longtemps : on en trouve des exemples dans Galien et dans Paul d'Égine ; Bonnet et Schneck en ont cité un grand nombre ; mais c'est dans ces derniers temps que ces productions morbides ont été étudiées avec le plus grand soin. Bayle, Laennec, MM. Andral, Ernest Boudet et surtout Rogée, se sont occupés spécialement de cette question. Sur 100 cadavres de vieilles femmes autopsiées sans aucun choix par Rogée (1) à l'hospice de la Salpêtrière, ce regrettable observateur en a trouvé 51 chez lesquels cette transformation avait eu lieu. Ces 51 femmes avaient été phthisiques ; et

(1) *Arch. génér. de méd.*, 3ᵉ sér., t. V, juin 1839.

chez toutes, la maladie s'étant terminée heureusement par l'induration des tubercules pulmonaires, leur mort résultait de la vieillesse ou d'affection n'ayant aucun rapport avec la phthisie.

Rogée établit d'abord que la concrétion calcaire
et la concrétion crétacée ne sont qu'une seule et
même altération, mais à des degrés divers de
solidification. Elles coexistent fréquemment dans
un même poumon, et il n'est pas rare de trouver,
dans ces cas, des indurations crétacées qui contiennent dans leur centre des fragments irréguliers
et plus ou moins volumineux de matière calcaire,
laquelle est beaucoup plus dure que la matière
crétacée. D'autre part, on observe quelquefois, au
milieu d'un tubercule bien caractérisé, soit un point
crétacé seul, soit une petite masse calcaire au centre, et crétacée autour de ce point central. Ces
deux exemples, et surtout le dernier, font voir le
passage de l'un à l'autre de ces trois états : *tubercule, concrétion crétacée, concrétion calcaire.*

Pour Laennec, Louis, et pour tous ceux qui
ont étudié cette question, les concrétions repré-
sentent une affection tuberculeuse *guérie*, et
sont le produit d'un effort de la nature, qui, cher-
chant à cicatriser les excavations pulmonaires,
a déposé avec trop d'exubérance le phosphate
de chaux nécessaire à la transformation des car-
tilages accidentels, dont les fistules et les cica-

trices pulmonaires sont le plus souvent formées.

M. Natalis Guillot nous a appris qu'à Bicêtre, les quatre cinquièmes au moins des vieillards dont il examinait les poumons après la mort, offraient des traces incontestables d'une affection tuberculeuse très ancienne ; enfin, sur 160 femmes ouvertes par M. Beau à la Salpêtrière, 157 présentaient des cicatrices de cavernes au sommet de l'un ou de l'autre poumon.

La guérison de la phthisie peut donc s'effectuer à toutes les périodes. M'appuyant sur ces faits authentiques, il m'a semblé plus logique d'imiter la nature ou de lui venir en aide que de répéter sentencieusement : « Les phthisiques sont incurables ». J'ai cherché à favoriser et même à provoquer l'induration de la matière tuberculeuse et la cicatrisation des cavernes. Je crois avoir résolu le problème que je m'étais posé ; pour cela j'ai étudié le tubercule sous toutes ses faces. J'ai cherché à connaître son anatomie pathologique, sa texture microscopique, sa composition chimique, sa nature, son siège, son étiologie, et enfin les moyens propres à le solidifier, pour le rendre inerte et complètement inoffensif. Ce travail est un résumé succinct de mes recherches.

ANATOMIE PATHOLOGIQUE DES TUBERCULES. — D'après les auteurs modernes, le tubercule, dans

son premier degré, se présente sous forme de petits
corps grisâtres demi-transparents, presque diaphanes et d'une consistance assez grande. Ils
sont plus ou moins ronds, homogènes et d'une
grosseur qui varie depuis celle d'un grain de
millet jusqu'à celle d'une graine de chènevis.
Ces tubercules naissants sont désignés sous
les noms de *tubercules miliaires* par Laennec, et
de *granulations grises* par M. Louis. Parfois leur
volume est tellement ténu, que les granulations
sont presque microscopiques. Lorsque les granulations ont acquis un certain volume, comme
celui d'un noyau de cerise et même d'une amande,
ces corps, en se réunissant à d'autres tubercules
voisins, forment avec ces derniers des masses plus
ou moins volumineuses, homogènes, blanchâtres
ou jaunâtres, d'un aspect mat, friable, se laissant
écraser sous le doigt, comme du fromage : cet état
caractérise le *tubercule cru.*

Au lieu d'être sous forme de granulation, la
matière grise dont nous venons de parler existe
quelquefois en masses irrégulières, au milieu
desquelles se montrent des points miliaires ou
tout à fait tuberculeux : c'est l'*infiltration tuberculeuse grise* de Laennec, dont nous rapprocherons l'infiltration dite *gélatiniforme ;* dans tous
les cas, ces infiltrations se concrètent et passent à
l'état de *matière jaune crue.* Le fait constant,

c'est que la matière grise demi-transparente précède toujours la formation de la substance tuberculeuse jaune et opaque, et qu'elle en est le premier degré. Ce point d'anatomie pathologique a été établi d'une manière péremptoire par les recherches microscopiques des docteurs Schrœder Van der Kolk (1), Carswell (2) et Guillot (3).

TEXTURE MICROSCOPIQUE DU TUBERCULE. — Si l'on soumet au microscope le tubercule tout à fait commençant, dit M. Rochoux (4), on le voit présenter la forme d'une production arrondie, globuleuse, mal circonscrite, ayant de 15 à 20 millimètres de diamètre, noyée en quelque sorte au milieu du tissu pulmonaire, *constamment sain*, qui l'entoure. A cet état, on ne peut l'en isoler, l'en extraire, sans enlever, en les rompant, de nouveaux filaments, débris de tissu pulmonaire, de vaisseaux et de nerfs, qui forment autour d'elle une sorte de *tomentum*, de duvet. Sa couleur, qui, plus tard, deviendra d'un blanc mat grisâtre, est alors celle de la *gélatine*, ayant une teinte ou un reflet rosé, d'autant plus prononcé que le tubercule est plus petit. Si, après l'avoir coupé en deux,

(1) *Observ. anat. path. et pract. argum.* Amsterdam, 1826.
(2) *Cyclopœd. pract. med.* London.
(3) *L'Expérience*, 1833, n° 35.
(4) *Arch. génér. de méd.*, décembre 1843.

on se contente d'examiner la surface de la section avec un grossissement de 40 à 50 diamètres, le tissu morbide paraît homogène comme de la gelée ou de la gomme près de se durcir. Mais sous un grossissement de 500 à 600 diamètres, il offre un tout autre aspect : on reconnaît alors qu'il est formé par l'entre-croisement de filaments presque aussi fins que ceux du tissu cellulaire, et ne contenant aucun liquide apparent dans leurs interstices : leur mode de texture est assez régulier et rappelle, à un certain point, celui du cristallin. La coupe de la tumeur offre une couleur orange très pâle, ayant un reflet comme métallique.

M. Lebert (1) a fait des observations sur le tubercule jaune et friable, et de ses recherches microscopiques il a tiré les conclusions suivantes : il existe des différences tranchées entre les corpuscules du tubercule et ceux du pus. Ces derniers sont plus grands, régulièrement sphériques, contenant de un à trois noyaux et offrant une surface grenue, comme framboisée ; ils sont ordinairement libres et isolés, tandis que ceux du tubercule, surtout à l'état cru, sont étroitement unis ensemble. Les globules du cancer sont de deux à quatre fois plus grands et renferment un noyau dans lequel on trouve souvent de un à trois nucléoles.

(1) *L'Expérience,* mars 1844.

COMPOSITION CHIMIQUE DES TUBERCULES. — Sur 6 grammes de tubercule commençant, M. Hecht, de Strasbourg (1), a trouvé les résultats suivants :

	grammes.
Albumine.	1,4
Gélatine.	1,2
Fibrine.	1,8
Eau ou perte.	1,6

L'analyse du tubercule à l'état cru, faite par Thenard, est le plus généralement adoptée. Voici cette analyse :

Matière animale (gélatine). . . .	93,00
Phosphate de chaux.	
Carbonate de chaux.	1,85
Hydrochlorate de soude.	0,15

Frappé de l'analogie qui existe entre la composition des tubercules et celle des os, j'ai cherché le rapport qui pouvait exister entre ces productions morbides et des organes normalement constitués.

Les os, avant leur passage à l'état cartilagineux, renferment les mêmes éléments que les tubercules à l'état naissant. Ils sont composés, comme ces derniers, d'albumine, de gélatine et de fibrine ; plus tard, lorsqu'ils sont durs, ils con-

(1) Dans Lobstein, *Traité d'anat. pathol.*, t. I.

tiennent les mêmes principes que les tubercules à l'état cru.

Voici l'analyse des os donnée par Berzelius, modifiée d'après celles de Fourcroy, Vauquelin et Hildebrandt :

Matière animale (gélatine). . . .	32,17
Matière animale insoluble. . . .	1,13
Phosphate de chaux.	51,40
Carbonate de chaux.	11,30
Hydrochlorate de soude.	1,29

Les os et les tubercules ont donc la même composition ; seulement, dans les os, la partie organisée est moins abondante que la partie inorganique, tandis que dans les tubercules la matière animale l'emporte sur la portion salino-calcaire ; dans les tubercules et dans les os, les molécules gélatineuses ont, avec le temps, de la tendance à céder la place aux molécules calcaires, et l'on sait que dans les tubercules arrivés à l'état de crétation, la matière animale est à la substance dure comme 4 est à 96.

Les tubercules passent par trois états différents ; les os se comportent absolument de la même manière. Trois phases successives caractérisent l'ostéogénie : les os sont d'abord mous et gélatiniformes ; leur consistance augmente graduellement, ils deviennent cartilagineux, et ce dernier état précède l'ossification proprement dite. Au début, les tubercules sont gélatineux ; puis ils passent à l'état cru ; enfin ils ont de la tendance à revêtir la forme dure, calcaire.

Dans. les tubercules, le dépôt de matière dure a lieu du centre à la circonférence ; dans les os courts, l'ossification procède également du milieu à la périphérie (Bichat, Cruveilhier).

La carie est aux os ce que le ramollissement est aux tubercules. Dans les tubercules, le ramollissement commence par le centre ; dans les os courts, la carie débute aussi par le centre.

Ce parallèle entre les tubercules et les os pourrait faire croire, à la première inspection, que le tubercule n'est qu'une molécule osseuse accidentelle déviée de sa véritable destination, et que le blastème sous-périostal est représenté dans les tubercules par la membrane nourricière ; mais une étude plus approfondie fait voir que ces rapports découlent d'une loi générale que je vais exposer.

Le sang charrie tous les éléments chimiques de l'organisme ; à toutes les époques de la vie, il contient de la *gélatine* et du *phosphate de chaux* dans des proportions définies.

Dans l'état de santé, ces deux substances sont en équilibre ; dans l'état de maladie, cet équilibre est rompu.

Si la gélatine prédomine, nous avons à craindre

soit une maladie des os (carie, ostéomalacie), soit la scrofule avec ramollissement du système osseux, soit surtout la phthisie pulmonaire.

Lorsque les sels calcaires surabondent, ils engendrent une foule d'affections peu connues, telles que la goutte (1), la gravelle, les calculs, l'ossification des artères, des valvules du cœur, des bronches, des glandes pinéale, thyroïde, mésentérique ; de l'ovaire, de la rate, etc.

L'albuminurie, le diabète sucré, et peut-être toutes les maladies, n'ont d'autre cause que l'élimination par les urines d'une substance qui se trouvait en équilibre avec une autre, et pour laquelle elle avait beaucoup d'affinité dans l'état physiologique.

En parlant des causes de la phthisie, nous verrons qu'on peut les rattacher toutes au même phénomène, c'est-à-dire à l'insuffisance des sels calcaires dans le torrent de la circulation. Dans la bronchite chronique et dans la pneumonie, nous savons que l'élimination des sels terreux s'effectue par la sécrétion urinaire. Chez les phthisiques, l'urine contient du phosphate de chaux en quantité beaucoup plus considérable que dans l'état physiologique. La gélatine, qui alors se trouve

(1) Ce qui confirme cette nouvelle théorie, c'est qu'on n'a jamais rencontré la goutte et la phthisie chez la même personne.

libre en quelque sorte, est rejetée au dehors par les bronches, et constitue les crachats gélatiniformes qu'on remarque dans ces affections. Si, au lieu de passer du sang dans les ramifications bronchiques, la gélatine est déposée dans le parenchyme pulmonaire, il en résulte soit des granulations grises, soit de vastes *infiltrations gélatiniformes* qui constituent le premier acte de la phthisie (1).

NATURE DU TUBERCULE. — La lecture des auteurs nous laisse dans le doute le plus complet sur la nature du tubercule. Les idées théoriques qu'ils émettent peuvent être ingénieuses, mais elles sont toutes facilement réfutables. Pour Fourcroy et Baumès, le tubercule est dû à une trop grande abondance d'oxygène ; pour A. Cooper et Richerand, il est déterminé par une débilité ou une atonie de la constitution, des vaisseaux et des ganglions lymphatiques. C'est ne rien nous apprendre sur la nature même de l'affection. M. Andral pense que le tubercule est formé par une gouttelette de pus, ou du moins par un liquide qui en a l'apparence ; cette gouttelette, d'abord sans consistance, acquiert ensuite une fermeté plus grande et finit par présenter l'aspect du tubercule.

---

(1) D'après les analyses de MM. Becquerel et Rodier, le sang à l'état physiologique renferme 0,354 de phosphates, tandis que dans la phthisie pulmonaire il n'en contient que 0,302.

Les expériences de M. Cruveilhier et de Lallemand, pour démontrer que le tubercule est du pus concret, ne sont pas plus concluantes que celles de M. Andral, car le mode d'évolution et le microscope nous donnent une différence radicale entre les globules purulents et les corpuscules tuberculeux. L'opinion de Broussais, qui pensait que les tubercules résultent d'une maladie des vaisseaux blancs, n'est pas soutenable : car, ainsi que le fait très bien remarquer M. Papavoine, « on a injecté les vaisseaux lymphatiques d'un ganglion tuberculeux comme s'il ne l'eût pas été, et cette expérience paraît démonstrative. »

D'après M. Dalmazzone (1), le tubercule miliaire décrit par Laennec n'est que le second degré du tubercule ; le premier est constitué par un petit corpuscule rouge ou d'un rouge jaunâtre ayant au plus le volume d'un grain de millet, et tenant au tissu environnant par des *filaments vasculaires*. M. Ch. Baron (2) a fait des observations analogues : il a vu des petits points rouges, d'abord paraissant dus à une infiltration sanguine, qui étaient envahis ensuite par la granulation gélatiniforme, et il en a conclu que la matière tuberculeuse n'est que *du sang sorti des vaisseaux capillaires*, et subissant plus tard diverses transformations.

(1) *Bulletin des sciences méd.*, août 1829.
(2) *Arch. génér. de méd*, t. VI, 1836.

Comme on le voit par ce court exposé, on a beaucoup discuté sur la nature des tubercules. Est-ce un produit sécrété par les tissus à la manière des corps étrangers? est-ce un produit accidentel, organisé et ayant une vie propre ?

Pour moi, le tubercule est un produit accidentel, formé par l'exhalation vasculo-capillaire d'un plasma, contenant des molécules gélatineuses en excès qui ont, comme dans les autres parties de l'économie, une tendance marquée à s'imprégner de sels phosphatiques.

Le tubercule se développe par épigénèse, et de toutes pièces, au milieu de tissus refoulés, mais non détruits.

Toute compression violente, ou souvent répétée, des capillaires du poumon, peut faire passer, dans le parenchyme de cet organe des molécules de gélatine, si cet élément est en excès dans le sang. Les contusions de la poitrine, une toux opiniâtre, des émotions vives et prolongées, l'arrêt brusque du flux cataménial ; en un mot, tout ce qui détermine la congestion des vaisseaux pulmonaires, peut occasionner le dépôt de granulations gélatiniformes dans le viscère aérien.

La plupart des anatomo-pathologistes nient l'existence de vaisseaux sanguins dans les tubercules. Pour ma part, je n'en ai jamais rencontré dans les nombreuses injections que j'ai faites ;

mais cette absence de vascularité ne détruit pas
un fait reconnu par tous les médecins : je veux
parler du développement des tubercules (1). Cette
évolution, qui a ses phases marquées, et dont
l'état crétacé n'est, comme le dit M. Louis, qu'une
dernière modification de son développement ; cette
évolution, dis-je, ne peut se faire qu'au détriment
du sang, qui fournit successivement des couches
de matière tuberculeuse à la granulation primi-
tive. A cet effet, des vaisseaux nouveaux viennent
former autour des tubercules, et dans les fausses
membranes qui tapissent les cavernes, un réseau
artériel extrêmement riche, qui appartient en
propre à la production nouvelle ; ils sont créés
pour sa nutrition, et destinés, d'après M. Louis,
à favoriser son développement. Cette opinion avait
été mise en avant par M. Baron, lorsque M. Natalis Guillot, en injectant ces vaisseaux, est venu
renforcer cette assertion, qui a été pleinement
démontrée par Valleix (2). L'existence de ces
vaisseaux nourriciers explique donc la possibilité
d'agir sur les tubercules en leur fournissant les
éléments nécessaires à leur induration.

_____

(1) Le cristallin n'a pas de vaisseaux propres, et cependant
il vit et peut passer à l'état crétacé, comme on l'observe dans
certaines cataractes ; le tubercule peut donc s'indurer sans être
pourvu de vaisseaux sanguins.

(2) *Arch. génér. de méd.*, 3ᵉ série, février-mars 1841.

SIÈGE DES TUBERCULES. — Les tubercules sont d'autant plus nombreux et plus avancés dans leur développement qu'on se rapproche davantage du sommet du poumon. Les cavernes les plus vastes et les plus anciennes se rencontrent toujours dans le lobe supérieur. M. Louis observe avec raison que les grandes cavernes sont généralement plus voisines du bord postérieur du poumon que du bord antérieur. Lorsqu'un seul poumon est atteint, c'est plus souvent le gauche que le droit.

Tous les auteurs admettent les faits que je viens d'énoncer ; mais là se bornent leurs recherches, et jusqu'ici personne n'a rendu compte des causes de cette disposition. Je vais essayer d'expliquer la présence des tubercules au sommet et à la partie postérieure de l'organe respiratoire, leur fréquence plus grande à gauche qu'à droite, et, lorsque les deux poumons sont atteints, dire pourquoi le droit l'est plus que le gauche.

Dans l'acte de l'inspiration, l'entrée de l'air dans les bronches est déterminée par l'*agrandissement* de la poitrine ; cet agrandissement est dû au jeu des pièces osseuses mobiles de la cage thoracique ; ces pièces mobiles sont les côtes et le sternum. La colonne vertébrale, qui est immobile, sert de point d'appui aux leviers osseux, et ne participe pas d'une manière directe à l'agrandissement de la poitrine. Lorsque l'air pénètre dans

les poumons, les côtes, qui étaient obliquement
dirigées d'arrière en avant et de haut en bas,
éprouvent un mouvement d'élévation. Le centre
du mouvement étant à l'articulation costo-verté-
brale, le mouvement d'élévation est très peu
étendu en arrière, et il devient d'autant plus
grand qu'on s'approche plus près de leurs extré-
mités antérieures. Il est aisé de se convaincre
que le mouvement d'élévation des côtes entraîne
une augmentation dans le diamètre antéro-pos-
térieur de la poitrine, c'est-à-dire que la distance
qui sépare la colonne vertébrale du sternum est
augmentée quand les côtes sont soulevées. Le
diamètre transversal se trouve agrandi par le mouvement de rotation des côtes autour d'une corde
fictive, qui réunirait l'extrémité vertébrale et
sternale de ces arcs osseux. Le sternum, auquel
les côtes sont fixées en avant, est élevé en même
temps que ces dernières, et, de plus, il est pro-
jeté en avant. Mais ce mouvement de projection
n'est pas le même pour tous les points du sternum.
La partie inférieure de cet os est portée plus en
avant que la partie supérieure. Ainsi donc, l'a-
grandissement de la poitrine est plus sensible à la
base qu'au sommet, où il est presque nul. Qu'en
résulte-t-il ? C'est que le sommet du poumon est
comme emprisonné dans une calotte osseuse, que
son expansion est bien moins grande qu'à sa partie

moyenne et surtout inférieure, et qu'il est, par conséquent, plus facilement hypérémié que ces autres parties.

Cette disposition anatomique explique très bien le développement des tubercules au sommet du poumon, plutôt qu'à ses régions moyennes et inférieures.

Comme la colonne vertébrale est complètement immobile au sommet du poumon, et que plus on se rapproche de la partie postérieure des premières côtes, moins on constate de mouvement, il s'ensuit que le bord postérieur du poumon se dilatant encore moins que le bord antérieur, les tubercules doivent être plus fréquents en arrière qu'en avant. Si le poumon gauche est pris plus souvent que le poumon droit, je crois qu'il faut attribuer cette disposition morbide à la présence du cœur, qui vient encore ajouter une nouvelle cause d'hémostase à celle que nous venons de signaler.

Enfin, lorsque les deux poumons sont tuberculeux, le droit l'est plus que le gauche, parce que le malade ne pouvant pas rester couché sur le côté du cœur, mais bien sur le côté opposé, il en résulte que cette partie de la poitrine est comprimée et que l'expansion du poumon droit est très incomplète.

RAMOLLISSEMENT DES TUBERCULES. — Après

un temps indéterminé, si les tubercules ne peuvent pas passer à l'état crétacé, ils se ramollissent et sont rejetés au dehors par les bronches. La place qu'ils occupaient dans le poumon constitue l'excavation connue sous le nom de *caverne*. Les auteurs ont beaucoup étudié le phénomène du ramollissement. Pour les uns, William Starck, Baillie, Schrœder Van der Kolk, Carswell, Laennec, etc., le ramollissement a lieu du centre des tubercules à la circonférence ; pour les autres, MM. Lombard (de Genève) et Andral, il s'opère de la surface au centre.

La cause de ce ramollissement a été interprétée de différentes manières par Broussais, MM. Lombard, Carswell, C. Baron. Les explications données par ces médecins ont toutes été réfutées.

Je pense que le tubercule, qui a une tendance marquée à revêtir la forme calcaire, doit arriver à la décomposition, et par conséquent au ramollissement, lorsqu'il ne reçoit pas les molécules propres à opérer cette transformation. De même que les os courts, avons-nous dit, le tubercule commence son mouvement de création par le centre ; il n'est donc pas étonnant de voir le ramollissement, c'est-à-dire la décomposition, débuter par le centre, puisque le dépôt phosphatique qui devait se faire en ce point ne peut pas s'effectuer. On peut apprécier déjà la nécessité de fournir à l'économie les matériaux propres à l'accomplissement de ce travail réparateur, et l'utilité de venir en aide à la nature, qui, de son côté, fait tous ses efforts pour atteindre ce but.

Quant aux cavernes, je signalerai en passant la disposition de la membrane nourricière des tubercules et des vaisseaux sanguins qui l'entourent; les cavernes présentent presque toujours des parois fermes; elles sont tapissées par une membrane molle et friable dans les excavations récentes; dense, grisâtre, et presque semi-cartilagineuse, dans celles qui sont anciennes; elle a un demi-millimètre d'épaisseur, tantôt plus, tantôt moins, et elle est ordinairement recouverte d'une autre membrane fort molle, jaunâtre ou blanchâtre, rarement continue à elle-même. Les vaisseaux de nouvelle formation se développent dans les anfractuosités, ainsi que dans toutes les éminences de ces cavités, jusque dans les houppes terminales de la membrane interne, et, d'après M. Grisolle (1), remplissent, en les colorant, les colonnes si souvent étendues de l'une à l'autre de leurs parois. Après l'évacuation de la matière tuberculeuse, la membrane nourricière des tubercules persiste et devient sécrétante à la manière du périoste des os, et c'est alors que la cicatrisation des cavernes

(1) *Traité de la phthisie.*

s'opère. Cet autre mode de guérison spontanée de la phthisie pulmonaire a été constaté par Laennec, Rogée, M. Andral, etc.

A la Société des sciences médicales de Lyon, dans la séance du 28 octobre 1868, M. H. Rodet présente une pièce anatomique (pétrification d'une caverne pulmonaire chez un sujet de vingt-quatre ans) et fournit les renseignements suivants :

« La pièce que j'ai l'honneur de mettre sous les yeux de la Société a été recueillie chez un jeune soldat de vingt-quatre ans, mort dernièrement d'une fièvre typhoïde, dans le service de M. le docteur Hatry, à l'hôpital des Collinettes.

« Cette pièce est, je crois, un assez bel exemple de la guérison d'une caverne pulmonaire par la transformation calcaire. La caverne n'est pas très étendue : elle mesure de 1 centim. 1/2 à 2 centim. de hauteur, sur 1 centim. de largeur. Elle siège sur le sommet du poumon gauche. Elle est tapissée intérieurement par une fausse membrane assez épaisse et contient dans sa cavité de la matière calcaire. Tout autour le tissu est dense, et à la surface du poumon, au niveau de la caverne, on constate un froncement étoilé du tissu pulmonaire, froncement assez profond et qui s'explique par le retrait graduel de la fausse membrane sur elle-même.

« Cette caverne était unique dans les deux pou-

mons, et ce fait confirme ce que les auteurs ont
dit, à savoir : que lorsque les tubercules ne sont
pas nombreux ou sont agglomérés sur un seul
point, il arrive assez souvent de les voir passer à
l'état de calcification ou de pétrification qui en
amène la guérison.

« Pendant le cours de sa fièvre typhoïde, ce malade accusait de la toux, de la gêne dans la respiration ; mais ces phénomènes étaient dus à une
congestion qui occupait les deux poumons, et
comme il n'a jamais parlé de phénomènes anté-
rieurs à sa maladie et qui se seraient passés du
côté de la poitrine, il en résulte que l'on ne peut
savoir à quelle époque cette caverne s'est formée
et à quelle époque aussi elle a dû se cicatriser. »

Si j'ai tant insisté sur ces détails d'anatomie
pathologique, si j'ai cherché à éclaircir quelques
points obscurs de leur histoire, c'est pour présenter d'une façon intelligible et rationnelle la
corrélation qui existe entre les faits théoriques
et l'application de ma méthode curative.

II

CAUSES DE LA PHTHISIE

————————

L'étiologie de la phthisie pulmonaire n'est pas encore parfaitement connue. Malgré les travaux sérieux de nos contemporains, les assertions émises sont plus nombreuses que les faits rigoureusement observés. Nous allons indiquer les causes principales qu'on a invoquées pour expliquer le développement des tubercules dans le poumon, et nous verrons qu'elles dérivent toutes d'un excès de gélatine, d'une diminution de phosphate de chaux dans le sang, et d'une hypérémie pulmonaire.

HÉRÉDITÉ. — De toutes les maladies, la phthisie est celle qui se transmet le plus souvent par la voie de la génération. Les enfants nés de parents phthisiques ne sont pas voués nécessairement à la maladie de leurs ascendants, mais le plus grand nombre est emporté tôt ou tard par la tuberculisation. Pour prévenir cette maladie chez les enfants issus de phthisiques, il est essentiel d'employer de bonne heure et pendant longtemps les moyens prophylactiques que j'indiquerai plus loin. Il faut les employer non seulement dans le cas d'hérédité, mais encore dans tous les cas où le médecin pressent en quelque sorte dans l'avenir l'apparition de tubercules. M. A. Latour a dit : *On est phthisique avant d'avoir des tubercules.* Cette pensée est profonde et vraie, puisque l'hérédité est un vice dans les conditions hygiéniques, morales ou physiques ; telle maladie antérieure, tel tempérament congénital ou acquis, autant de causes prédisposantes par l'enchaînement naturel des termes de la série morbide : hyposthénie organique, lymphatisme, anémie, etc.

PRÉDISPOSITION. — La phthisie atteint les hommes robustes et vigoureux, mais elle est beaucoup plus commune chez les sujets d'une faible constitution et chez ceux qui offrent les attributs du tempérament lymphatique. Ces attributs sont les suivants : blancheur de la peau, élongation du corps, longueur du cou, aplatissement et dépression de la poitrine, saillie des omoplates en façon d'ailes, gracilité des membres et du tronc ; irritabilité du système sanguin, vitesse du pouls, rougeur circonscrite des pommettes (ce qui implique toujours une hémostase pulmonaire) ; chaleur au creux des mains après les repas, essoufflement à l'occasion de mouvements précipités.

RAPIDITÉ DE LA CROISSANCE. — On ne saurait imaginer combien un accroissement rapide dispose à la phthisie, surtout lorsque la poitrine ne s'élargit pas en proportion de l'élongation du corps. Tout le phosphate de chaux que l'économie reçoit est employé au développement des os; la gélatine se trouve alors en excès dans le sang, et son dépôt peut avoir lieu facilement dans le poumon. Si, à cette époque, on fournit aux os les sels calcaires dont ils ont besoin, la gélatine reste en proportion convenable, et l'on arrive à prévenir son dépôt dans le parenchyme pulmonaire, c'est-à-dire la tuberculisation.

GENRE DE VIE. — C'est dans le genre de vie que l'axiome *tel air*, *tel sang*, trouve son application. Les travaux, quels qu'ils soient, qui s'accomplissent dans des lieux renfermés, disposent plus à la phthisie que les occupations en plein air; il en est de même de la vie luxueuse et déréglée des grandes villes. M. Coste est parvenu à produire à volonté la phthisie chez des chiens et d'autres animaux, en les faisant séjourner longtemps dans des lieux humides, froids et mal éclairés. Ce savant a produit le diabète chez tous les chiens qu'il nourrissait avec du sucre exclusivement. De même, on rend phthisiques tous les animaux auxquels on fait prendre de la gélatine pour toute nourriture : les malheureuses expériences de Darcet corroborent cette assertion et prouvent que ma théorie du tubercule n'est pas une utopie.

DISPOSITION AUX SCROFULES. — La phthisie et la scrofule sont deux maladies qui ont entre elles plusieurs points de ressemblance : aussi le docteur Gola (de Milan) pense-t-il que la phthisie n'est qu'une des modalités nombreuses par lesquelles s'exprime le vice scrofuleux. Dans la première enfance, lorsqu'il n'existe encore que des signes de la scrofule, des engorgements des ganglions lymphatiques, et qu'aucun symptôme n'est apparu du côté de la poitrine, il est déjà temps de prévoir la possibilité de la phthisie, et de lui opposer un traitement soutenu.

BRONCHITE NÉGLIGÉE. — Tous les médecins s'accordent à reconnaître aujourd'hui que la bronchite négligée est la cause la plus fréquente de la phthisie pulmonaire. Stoll n'a pas craint de dire qu'*un rhume négligé est une phthisie commencée.*

Hufeland évalue au tiers des phthisiques le nombre de ceux dont la maladie a été occasionnée par une bronchite chronique.

Nous avons déjà dit comment la bronchite chronique pouvait déterminer la phthisie. Nous savons que dans cette maladie la désassimilation des sels terreux a lieu par les urines, tandis que la gélatine est éliminée par le poumon sous forme de crachats, et que les molécules gélatineuses qui, sous l'influence d'une hypérémie, passent des capillaires dans le parenchyme pulmonaire, constituent le tubercule à l'état naissant. La bronchite ne se termine pas toujours par la phthisie; mais la phthisie est toujours précédée de la bronchite.

ALLAITEMENT PROLONGÉ. — La phthisie survient souvent après l'allaitement trop prolongé. En effet, chaque tétée représente, d'après M. Natalis Guillot, de 80 à 200 grammes de lait ; le nourrisson absorbe donc de 1000 à 1500 grammes de ce liquide par jour. Le lait, d'après les analyses de M. Regnault, contenant, sur 10000 parties, 3697 de sels minéraux dont 2232 de phosphates, c'est-à-dire les deux tiers, l'enfant retire, par conséquent, de sa nourrice, $3^{gr}, 50$ de phosphate dans les vingt-quatre heures, ce qui constitue plus de 1 kilogramme au bout de l'année.

Le professeur Cazeaux pense que lorsqu'une

nourrice est réglée pendant l'allaitement, le nourrisson peut être affecté de rachitisme *à cause de l'élimination, par le sang menstruel, des phosphates calcaires contenus dans le lait et destinés à compléter l'ossification.* Tout récemment encore, la même opinion a été reproduite à la Société obstétricale de Londres ; M. Tibury Fox, s'appuyant sur les analyses de MM. Vernois et Becquerel, a cherché à établir que la persistance de la fonction menstruelle pendant l'allaitement, en diminuant la proportion de sels du lait, a presque toujours pour conséquence le développement du rachitisme (1). M. Dechambre a voulu combattre cette théorie dans la *Gazette hebdomadaire ;* mais son argumentation perd toute sa valeur, puisqu'il reconnaît lui-même qu'il y a 25 *centigrammes de sels dans* 100 *grammes de lait de femme.*

La phthisie s'observe chez les vaches bonnes laitières : elles succombent presque toutes à la tuberculisation des poumons, parce que chez ces animaux on prolonge la lactation pendant un an et plus, au lieu de six ou sept mois.

Tout ce que je viens de dire sur l'allaitement prolongé prouve, d'une manière bien évidente, que l'insuffisance des sels calcaires dans l'écono-

(1) Thèse du docteur Plantin.

mie peut déterminer la phthisie et le rachitisme avec ramollissement des os.

La phthisie succède quelquefois aux affections pyrétiques : les fièvres intermittentes prolongées, les fièvres typhoïdes, la rougeole et la variole, etc.

CONTAGION. — Aujourd'hui tous les médecins, depuis la découverte du bacille de la tuberculose, admettent la contagion, et principalement par les crachats.

Comme mesure de prudence, Laennec et Andral conseillent aux personnes qui vivent avec les phthisiques de ne pas coucher dans la même chambre, surtout à une époque avancée de la maladie ; il convient également de ne pas multiplier les points de contact des sujets sains avec les phthisiques, tout en donnant à ces derniers les soins assidus que leur état réclame, et sans nuire au soulagement qu'ils ont le droit d'attendre de ceux qui les entourent.

Le fait initial et essentiellement pathogénique qui domine les causes que nous venons de passer en revue, c'est toujours le défaut d'équilibre entre la proportion de la gélatine et des sels terreux qui sont en dissolution dans le sang. En fournissant au liquide nourricier les éléments nécessaires au développement des os, nous avons une presque certitude de prévenir la phthisie. D'autre part, si les granulations gélatineuses sont déjà déposées dans le parenchyme pulmonaire, on peutfavoriser leur induration et les rendre complétement inertes à l'aide de mon traitement.

III

SYMPTOMES

———

Nous admettons deux périodes dans la phthisie :
la première comprend la formation et l'évolution
des tubercules ; la seconde, le ramollissement et
la déliquescence de ces agents morbides. Les
symptômes sont fournis par les voies respiratoires,
les voies digestives, la fièvre, l'état des ongles,
le liséré gingival, l'amaigrissement, la rougeur
des pommettes, le *psoriasis*.

Nous allons les examiner.

Toux. — Dans la phthisie pulmonaire, la toux
est un des symptômes les plus importants. Quelques malades toussent peu ; chez d'autres, après
avoir existé pendant quelque temps, la toux cesse
complètement, pour réapparaître dans la dernière
période. Voici pour l'exception, car, dans la ma-

jorité des cas, elle est très incommode, revient par quintes, détermine de l'étouffement et des vomissements ; elle est surtout pénible pendant la nuit, elle cause des insomnies fatigantes ; d'une manière générale, on peut dire que la toux est proportionnée à l'intensité de la maladie.

La sensation particulière qui provoque la toux est reçue dans les poumons et surtout à la surface de la membrane muqueuse qui tapisse le larynx et la trachée ; de là elle est transmise au cerveau. Le siège et l'agent de transmission, c'est le nerf de la huitième paire de Willis (glosso-pharyngien, pneumogastrique, spinal). On est autorisé à le croire lorsqu'on voit qu'il est le seul nerf cérébral qui se distribue au larynx et aux poumons, et que seul, par conséquent, il peut transmettre au cerveau les sensations de ces organes. La preuve devient irréfragable lorsqu'on sait que la section de ces nerfs paralyse cette sensation et que les animaux qui ont été soumis à cette vivisection ne toussent plus, quoiqu'on irrite leur larynx ou leurs bronches avec des titillations ou des injections de liquide ou de gaz irritants. La toux est donc une sensation cérébrale.

Lorsque la cause a agi, et que la sensation en a été transmise au cerveau, cet organe, ainsi averti du malaise des poumons et du danger que la vie peut courir, réagit sur les muscles expirateurs au

moyen des nerfs cérébraux ; une contraction brusque est sollicitée, l'air accumulé dans les poumons
entraîne, par un courant rapide, tout corps placé
dans les tuyaux bronchiques.

Il est rare que la toux soit bornée à une seule
secousse ; ordinairement il y en a plusieurs, et
elles se succèdent jusqu'à ce qu'elles aient entraîné
la substance qui la détermine, ou que la sensation
morbide qui la provoque se soit amendée. Lorsque
la toux se prolonge longtemps, surtout si elle se
répète à des intervalles très rapprochés, les muscles expirateurs tombent souvent dans un état de
lassitude extrême, qui ne permet plus au malade
de tousser quoiqu'il en ait encore besoin, et souvent alors ils occasionnent des points très douloureux dans différentes parties du thorax et de
l'abdomen.

En outre, l'air, étant comprimé à chaque effort
de toux, offre une résistance au tissu des poumons, qui se trouve ainsi placé entre deux forces,
l'une active et l'autre passive. Cette compression
agit aussi sur les vaisseaux renfermés dans le
parenchyme pulmonaire ; le sang qu'ils contiennent est plus vite exprimé, l'abord du sang veineux
est plus difficile : aussi le voit-on refluer de proche
en proche jusque dans les capillaires de la face, ce
qui occasionne cette congestion et cette bouffis-
sure sanguine des parties supérieures. Enfin, lors-

qu'une toux quinteuse et opiniâtre empêche le renouvellement de l'air nécessaire à l'hématose, on tousse jusqu'à extinction, c'est-à-dire qu'on arrive à l'asphyxie et à la syncope. Tel est le mécanisme de la toux proprement dite ; comme nous venons de le voir, elle est un phénomène dépendant de l'influence cérébrale, ce qui explique suffisamment l'action sédative des opiacés.

EXPECTORATION. — Au début de la phthisie, la toux est ordinairement sèche ; il survient ensuite une expectoration muqueuse ; les malades croient être affectés d'un simple rhume et ne se soignent nullement. Dans la seconde période, les crachats éprouvent divers changements : ainsi de blancs et presque salivaires qu'ils étaient, ils deviennent verdâtres, opaques, privés d'air et striés de lignes jaunes qui leur donnent un aspect panaché ; plus tard, les crachats sont arrondis, nummulaires et homogènes. Après s'être montrés plus ou moins longtemps d'un jaune verdâtre, les crachats deviennent d'un gris sale, sanguinolents, ou sont entourés d'une auréole rosée. A toutes les périodes, c'est le matin qu'ils sont le plus abondants.

HÉMOPTYSIE. — L'hémoptysie, ou hémorrhagie pulmonaire, a été observée de tout temps dans la phthisie. Jusqu'ici personne n'a pu en indiquer le

mécanisme. M. Louis lui-même reconnaît qu'il est
impossible de s'en rendre compte. Nous serons
peut-être plus heureux, si nous remontons à la
disposition anatomique des vaisseaux pulmonaires
et bronchiques relativement aux bronches elles-
mêmes.

Dans l'épaisseur du poumon, de même qu'à sa
racine, les artères et les veines pulmonaires mar-
chent toujours à côté des tuyaux bronchiques ; la
communication des artères avec les veines pulmonaires et avec les divisions des bronches est facile
à constater : l'injection la plus grossière, poussée
avec une force médiocre, passe avec la plus grande
facilité des artères dans les veines pulmonaires et
dans les bronches (1) ; les parties enflammées
seules paraissent imperméables ; les injections
poussées par les veines pulmonaires ne passent
jamais dans les artères, quoique le premier ordre
de ces vaisseaux ne renferme pas de valvules ;
enfin, les injections poussées dans les tuyaux
bronchiques ne passent ni dans les artères, ni dans
les veines : les artères et les veines pulmonaires
communiquent avec les artères et les veines bronchiques. Cette question a été mise hors de doute
par les observations de Haller, Sœmmering, Reis-
seisen et Meckel.

(1) Cruveilhier, *Anatomie,* t. III, p. 478.

Ces faits admis, nous en déduirons les conclusions suivantes : nous savons que des vaisseaux nouveaux se forment autour des tubercules ; la congestion sanguine, en ce point, doit être nécessairement très intense ; lorsque les capillaires sont distendus outre mesure, le sang se livre un passage à travers les bronches, et son expulsion constitue l'hémoptysie.

Dans tous les cas de pneumorrhagie non traumatique, le poumon est congestionné, et la perte du sang se produit par le même mécanisme que dans la phthisie. Au début de la pneumonie, les malades crachent le sang ; mais lorsque l'inflammation des poumons est intense, l'expectoration cesse d'être sanguinolente. Ce fait confirme les expériences de M. Cruveilhier sur les vaisseaux pulmonaires et ma théorie de l'hémoptysie.

DYSPNÉE. — Chez les phthisiques, la difficulté de respirer coïncide ordinairement avec l'apparition de la toux ; elle se traduit par un sentiment d'oppression à la partie moyenne de la poitrine : quelquefois la gêne de la respiration se fait sentir plutôt d'un côté que de l'autre.

DOULEURS DANS LA POITRINE. — La tuberculisation ne détermine aucune douleur par elle-même ; il faut les rapporter soit à des pleurésies

partielles, soit à des névralgies intercostales, qui
ont été parfaitement décrites par Bassereau (1) et
par Valleix (2). Ces douleurs se font sentir au
niveau des clavicules et au-dessous des omoplates.

APHONIE. — L'aphonie résulte de la destruc-
tion des cordes vocales du larynx à la suite d'ulcérations ; lorsque ces ulcérations sont superfi-
cielles, le malade éprouve de la douleur au niveau
du larynx ou le long de la trachée, une sensation
de sécheresse à la gorge et enfin de l'enrouement :
la dysphonie est un symptôme très important et
qui est presque constant. M. Czermak (3) est
arrivé à fixer par la photographie les images laryn-
goscopiques ; le diagnostic et le traitement des
maladies de l'organe de la voix gagneront à cette
belle découverte.

SURDITÉ. — Chez un grand nombre de phthisiques on observe une surdité plus ou moins
complète.

FONCTIONS DIGESTIVES. — Au début de la
phthisie, l'appétit n'est pas modifié ; il diminue
avec les progrès de la maladie, et s'anéantit

(1) *Thèse de Paris*, 1840.
(2) *Traité des névralgies*. Paris, 1841.
(3) *Académie des sciences*, 25 novembre 1861.

complètement lorsque la fièvre s'allume. Les malades ont un dégoût profond pour la viande. A cette période, la muqueuse gastrique présente des lésions plus ou moins profondes qui se traduisent par des nausées, des vomissements bilieux, de la pesanteur, de la chaleur et de la douleur à l'épigastre ; la langue se couvre d'une exsudation blanchâtre, mince et facile à enlever. Ces symptômes peuvent être plus ou moins marqués ; mais celui qui existe toujours, c'est la diarrhée : elle peut apparaître à toutes les époques de la maladie, et sa cause réside dans les lésions du gros intestin.

DIARRHÉE.— La diarrhée existe avec différentes phases de la tuberculose, et il tombe sous le sens que celle qui peut se manifester au début de la maladie n'a ni la violence ni l'opiniâtreté de celle qui se développe plus tard, lors de l'apparition des ulcérations intestinales. Le traitement pourra donc être entièrement différent.

FIÈVRE. — La fièvre se montre ordinairement dans la seconde période ; elle simule assez bien une fièvre intermittente quotidienne, et c'est à ce moment surtout que les sueurs nocturnes apparaissent.

Dès que la fièvre hectique est établie, l'amaigrissement fait des progrès plus ou moins rapides,

selon l'abondance des évacuations. Suivant le
tableau tracé par Arétée avec une effrayante
vérité : « Le nez est effilé ; les pommettes sont
saillantes, et leur coloration tranche sur la pâleur
du reste de la face ; les conjonctives sont luisantes
et d'un léger bleu de perle, le cou paraît oblique
et gêné dans ses mouvements, les joues caves, les
lèvres rétractées ; les omoplates sont ailées ; les
côtes deviennent saillantes, tandis que les espaces
intercostaux s'enfoncent ; quelquefois la poitrine
semble rétrécie, quelquefois même elle l'est réellement. Lorsque la marche de la maladie est lente,
le ventre est aplati et rétracté, les articulations
semblent plus grosses, les *ongles se recourbent.* »

SUEURS NOCTURNES. — Ces sueurs sont tellement remarquables, qu'on les a considérées de
tout temps comme un des symptômes les plus importants de la tuberculose ; elles se présentent
pendant le sommeil, le plus souvent le matin, et
se manifestent plus particulièrement sur la face, le
cou, la poitrine et la paume des mains ; ces sueurs
engendrent une soif plus ou moins forte et une vitesse considérable du pouls. C'est surtout à ce
moment que l'amaigrissement fait des progrès
rapides ; la face pâlit, ainsi que tout le reste du
corps, et la coloration rouge des pommettes n'a
lieu que pendant les redoublements.

En parlant du traitement de la phthisie, j'indiquerai les moyens qu'on doit opposer aux complications symptomatiques que nous venons de passer en revue.

ÉTAT DES ONGLES. — Depuis Hippocrate, on a remarqué que les phthisiques avaient des ongles recourbés, que l'extrémité de la dernière phalange paraissait gonflée et en forme de massue. Je reconnais, avec M. Vernois, que cette disposition des ongles n'appartient pas exclusivement à la phthisie, mais on la rencontre chez tous les poitrinaires ; il faut donc tenir compte de ce symptôme.

LISÉRÉ GINGIVAL. — Le liséré gingival est un symptôme important et peu connu; c'est un état particulier des gencives qui a été signalé et vivement recommandé à l'attention des médecins par le docteur Thompson (1). Voici en quoi il consiste : le bord libre des gencives est plus foncé en couleur que les parties voisines, et a un aspect festonné ; la largeur de ce liséré est variable : ce n'est quelquefois qu'une ligne très étroite, ailleurs il y a plus de deux lignes de largeur. A mesure que l'affection s'avance et que ses caractères· se prononcent davantage, ce liséré prend une couleur qui rappelle le vermillon ; habituellement il est pro-

(1) *Lecture on consumption.*

noncé autour des incisives, mais on le voit fréquemment aussi au pourtour des molaires. Dans les cas où il est expressément prononcé, il s'accompagne assez souvent d'une hypertrophie des gencives.

On distingue facilement ce liséré de la rougeur des gencives, qui peut être produite par d'autres causes, à l'aide des caractères suivants : dans la gingivite qui se produit sous l'influence du mercure on de l'iode, la rougeur est beaucoup plus diffuse, ou, si elle est limitée au bord libre des gencives, elle ne se perd pas aussi insensiblement dans la coloration des parties voisines.

Lorsque la rougeur des gencives est due uniquement à l'accumulation du tartre, l'aspect irrégulier, comme déchiqueté, du rebord gingival, est un caractère distinctif suffisant.

M. Dutcher, médecin à Énon-Valley (Pensylvanie), a examiné attentivement, depuis huit ans, les gencives de tous les sujets atteints de phthisie pulmonaire qu'il a traités. Sur ces malades dont le chiffre total est de cinquante-huit, quarante-huit présentaient le liséré en question. Le docteur Dutcher a remarqué qu'il se produisait à une époque moins avancée de la phthisie chez les sujets jeunes que chez les personnes plus âgées. Il précède quelquefois de deux ou trois ans tous les autres symptômes de la phthisie ; mais, le plus souvent, son apparition ne tarde pas à être suivie de l'explosion de la tuberculisation caractérisée. Cinq fois seulement, M. Dutcher a vu le liséré se produire à une période avancée de la maladie qui nous occupe.

D'après les observations qu'il a eu occasion de faire, M. Dutcher se croit autorisé à formuler les propositions suivantes :

1° Le liséré gingival de Thompson est un signe infaillible de la diathèse tuberculeuse.

2° Lorsqu'il existe, quelque obscurs que soient tous les autres symptômes, on peut annoncer d'une manière certaine l'apparition prochaine de la phthisie confirmée.

3° Si, dans le traitement des phthisiques, on voit le liséré d'abord existant disparaître sous l'influence de la médication employée, c'est un signe certain d'amélioration, et il est suffisant pour faire porter un diagnostic favorable.

4° Lorsque le liséré, développé d'abord autour des incisives, s'étend graduellement autour des molaires, en dépit du traitement employé, le pronostic est défavorable, et il faut s'attendre à une terminaison rapidement fatale, lorsque la coloration du liséré passe du rouge vif au rouge sombre ou pourpre.

5° Lorsque le liséré n'existe pas, on peut espérer, quels que soient les symptômes généraux, que la

santé n'a pas reçu une atteinte très profonde ; que
le malade pourra, en employant des remèdes ap-
propriés, recouvrer un état de santé relatif, et que
l'on arrivera ainsi à prévenir ou à retarder le développement des tubercules pulmonaires.

A ces considérations, je dois ajouter les suivantes : le liséré est plus fréquent chez les hommes
que chez les femmes, et plus marqué à la mâchoire inférieure qu'à la mâchoire supérieure.

AMAIGRISSEMENT. — L'amaigrissement est un
signe dont il faut tenir grand compte chez les
phthisiques. Chez ces malades, les phénomènes de
nutrition éprouvent une perturbation qui ne peut
être déterminée par la présence de quelques tubercules microscopiques dans le sommet du poumon ;
on ne peut l'attribuer raisonnablement qu'à la
désassimilation des sels calcaires de l'économie et
à leur expulsion du corps par les urines. On sait,
en effet, que chez les tuberculeux, même au début,
la sécrétion urinaire contient énormément de phosphate de chaux. Je vois des malades qui mangent
beaucoup et qui maigrissent ; chez eux, évidemment, les sucs alimentaires ne se fixent plus sur
les tissus pour remplacer les molécules usées, et
c'est de ce trouble fonctionnel que résulte l'excès
de gélatine dans le sang et son dépôt dans le poumon. Si, sous l'influence de mon traitement, les

malades reprennent de l'embonpoint, c'est parce
que je fournis au liquide nourricier le phosphate
de chaux nécessaire à la vie, et que je détruis la
cause perturbatrice de la nutrition à l'aide de la
mixture noire dont nous parlerons plus loin.

ROUGEUR DES POMMETTES. — La rougeur des
pommettes se montre ordinairement deux ou trois
mois avant qu'on puisse constater la présence de
tubercules dans le poumon, soit par la percussion,
soit par l'auscultation. Ce symptôme acquiert une
très grande importance chez les personnes nées de
parents phthisiques.

Cette coloration anormale de la face est plus
marquée chez les femmes que chez les hommes, et
elle est très rare chez les enfants au-dessous de
dix ans.

La maladie apparaît rapidement lorsque la coloration des pommettes est vive et bien tranchée.

Si, à la suite de larges inspirations, la rougeur
disparaît en totalité ou en partie, c'est que la congestion pulmonaire s'efface et que l'air peut encore
pénétrer dans les vésicules respiratoires.

Pendant la marche de la maladie, le pronostic
sera défavorable, si à la rougeur succède subi-
tement une pâleur générale de la face, surtout
si cette pâleur est d'une teinte mate plombée.

La rougeur des pommettes existe bien rarement

chez les personnes douées d'un tempérament bilieux.

Lorsque la rougeur des pommettes ne se présente que d'un seul côté, on peut déjà porter toute son attention sur l'état du poumon correspondant.

PSORIASIS. — Aucun auteur n'a encore parlé du psoriasis qu'on rencontre chez un grand nombre de phthisiques. C'est un symptôme que je considère comme très important, puisqu'il permet au médecin de reconnaître une affection tuberculeuse commençante chez toute personne qui tousse, alors même que tous les autres caractères viendraient à faire défaut.

Le psoriasis des phthisiques se fait remarquer à la face antérieure de la poitrine, aux genoux, mais le plus souvent aux coudes et sur la face dorsale de la main, à l'articulation métacarpophalangienne du médius. Dans tous les cas, c'est le psoriasis *discret* (*guttata* de Willan). Pour les malades, c'est une dartre. Il est caractérisé par des petites plaques squameuses qui s'annoncent par une élevure solide, rouge, du volume de la tête d'une épingle, et dont le sommet se couvre bientôt d'une petite écaille sèche d'un blanc mat. Ces plaques sont irrégulièrement arrondies, légèrement proéminentes, surtout vers leur centre, et séparées les unes des autres par des intervalles assez considérables. Lorsqu'on détache les écailles

qui recouvrent les plaques, le derme paraît rouge
et irrité, et lorsque les squames sont enlevées par
des bains, des lotions ou des onctions, le psoriasis
apparaît sous la forme de taches arrondies, de 2
à 4 millimètres de diamètre, d'un rouge brunâtre
et légèrement proéminentes.

La solidarité qui existe entre la peau et le poumon implique la nécessité de respecter le psoriasis, dans la crainte d'activer l'affection pulmonaire. Ainsi donc, toute personne qui tousse et qui
est affectée de psoriasis, soit aux genoux, soit aux
coudes, doit bien se garder d'en poursuivre la
guérison.

Le psoriasis n'est pas dangereux, et sa disparition augmente toujours l'affection de poitrine.

Je ferai la même observation au sujet des fistules
à l'anus et des leucorrhées, qu'on rencontre si souvent chez les phthisiques. Lorsqu'on a l'impru-
dence de guérir ces maladies, on ne tarde pas à
voir survenir des accidents qui, jusque-là, avaient
été retardés par ces écoulements, qui constituent
une sorte de dérivation des mouvements fluxion-
naires du poumon.

Chez les jeunes filles atteintes de pâles couleurs
et qui s'enrhument facilement, il faut bien se garder d'employer les ferrugineux. M. Trousseau
reconnaît lui-même, avec une franchise qui est
d'un haut enseignement, qu'il a souvent hâté la

ponte tuberculeuse et la mort, en donnant du fer
à des personnes chloro-anémiques qui toussaient.

Tout le monde sait que les jeunes filles atteintes
de chlorose mangent avec avidité de la craie, du
plâtre, de la cendre, etc. Les auteurs déclarent
avec beaucoup de naïveté que c'est, chez ces malades, une perversion du goût; seulement ils ne se
donnent pas la peine d'en rechercher la cause; ils
pensent que c'est bien assez d'avoir donné le nom
de *Pica* à ce trouble fonctionnel. Cette cause est
cependant bien simple : dans la chloro-anémie,
les globules du sang et les sels calcaires diminuant
sans cesse, la réparation moléculaire s'effectue
d'une manière incomplète ; les sels de chaux de
l'économie deviennent insuffisants, la gélatine
prédomine, et alors l'instinct de conservation pousse
ces malades à s'assimiler les sels terreux, qui se
trouvent dans la craie, le plâtre, la cendre, etc.,
pour réparer les pertes subies par tous leurs tissus.

Les jeunes personnes atteintes de chloro-anémie ont une grande tendance à devenir phthisiques,
surtout si les ferrugineux sont administrés sans
précaution ; on comprendra donc la nécessité d'employer mon traitement prophylactique de la tuberculisation pour combattre les pâles couleurs,
lorsqu'on saura que cette médication ne présente
aucun danger, et qu'elle a pour effet de fournir
au sang les principes réparateurs qui lui manquent.

IV

DIAGNOSTIC

Dans la dernière période de la phthisie, le diagnostic est très-facile ; dans la première période, la difficulté est d'autant plus grande, qu'on se rapproche davantage du début de la maladie. A ce degré de la phthisie, il faut analyser avec soin tous les symptômes, les grouper, étudier leur mode de succession et s'attacher même à ceux qui paraissent les moins significatifs. Il est très important de diagnostiquer la maladie dès son début, puisque, sous l'influence de mon traitement, j'ai la certitude d'en obtenir la curation.

Lorsqu'un sujet éprouve depuis quelques semaines une toux sèche, ou qui, lorsqu'elle est humide, provoque l'expulsion de crachats clairs, mousseux et blancs ; si, en même temps, il a des sueurs nocturnes et un peu de gêne de la respiration ; si enfin il a un peu maigri, bien que l'ap-

BOYER.   4

pétit soit conservé et qu'il n'existe ni fièvre ni diarrhée, on doit craindre la phthisie. Ces symptômes peuvent exister pendant un temps plus ou moins long, puis disparaître complètement. Les symptômes précédents étant donnés, si l'on a recours à l'auscultation et à la percussion de la poitrine, on trouve, sous l'une ou l'autre clavicule ou à la région sus-scapulaire, soit une faiblesse, soit une altération quelconque du bruit respiratoire ; si le même point percuté produit un son, même légèrement diminué, on doit croire à l'existence de la phthisie.

L'auscultation de la voix peut être aussi d'un grand secours ; si son retentissement est plus prononcé d'un côté que de l'autre, le diagnostic s'élève à un haut degré de certitude. L'hémoptysie survenant dans de pareilles conditions, il n'est pas permis d'élever un doute sur la présence des tubercules dans le poumon ; lorsque l'hémoptysie arrive au milieu des apparences de la santé et qu'on ne peut la rattacher à aucune maladie, elle est un signe très important, car sur plus de 2400 tuberculeux, M. Louis ne l'a vu manquer qu'une seule fois.

A une époque un peu plus avancée, lors même que la sonorité de la poitrine n'est pas encore altérée, on peut noter quelques modifications dans le murmure vésiculaire : il peut être plus faible ou

plus fort, ou bien c'est l'expiration qui, douce et
à peine marquée à l'état physiologique, devient
dure, rude, et se prolonge de manière à égaler ou
dépasser la durée de l'inspiration elle-même. Cette
donnée, qui revient à Jackson, de Boston (1), a
été considérée comme très importante, surtout
lorsqu'elle se produit à gauche sans exister à
droite, la bronche droite étant plus volumineuse
que la gauche.

En résumé, lorsqu'on trouve une toux sèche,
persistante sans cause appréciable, des crachats
clairs, des douleurs sur les côtés de la poitrine
ou entre les deux épaules ; s'il y a hémorrhagie
pulmonaire, obscurité du son à la région sous-
claviculaire, affaiblissement ou altération des
bruits respiratoires dans le même point — le reste
de la poitrine étant dans l'état normal, — si enfin
le liséré gingival, la rougeur des pommettes ou
le psoriasis existe, on peut être certain qu'on a
affaire à un sujet dont le poumon renferme des
tubercules à l'état de crudité.

Dans la seconde période, le diagnostic est très
facile, parce que tous les symptômes sont nette-
ment accusés. Les crachats, l'amaigrissement, la
diarrhée, les ongles fournissent des signes très
importants ; l'auscultation et la percussion don-

_____

(1) *Mémoires de la Société méd. d'observ.*, t. I, Paris.

nent des signes positifs : la matité, remplacée quelquefois par une exagération du son pulmonal quand la caverne est superficielle ; le bruit du pot fêlé, le gargouillement, la respiration caverneuse, la pectoriloquie, et, quand l'excavation est considérable, la respiration amphorique et le tintement métallique.

C'est à cette époque qu'on rencontre les ulcérations du larynx et de l'épiglotte : ces lésions, qui causent la dysphonie, sont dignes d'attention, puisque, à peu d'exceptions près, elles ne se montrent que dans le cours de la phthisie pulmonaire. Pendant la première période, les règles sont moins abondantes chez les jeunes filles et chez les femmes ; pendant la dernière période, elles disparaissent complètement, et il est dangereux de vouloir les rappeler, car ce serait ajouter une nouvelle cause de faiblesse à un état permanent de déperdition de forces.

Il faut noter aussi chez tous les phthisiques la sérénité de l'esprit, l'insouciance pour tout ce qui concerne la santé, le refus de croire à la phthisie et la manie de faire des projets d'avenir.

V

TRAITEMENT

« Lorsqu'on entreprend le traitement d'une phthi-
« sie pulmonaire, dit Hufeland (1), il ne faut pas,
« comme font la plupart des médecins, se laisser
« dominer par l'idée que la guérison présente peu
« de chances, car un pareil doute brise le courage,
« paralyse les ressources de l'esprit, et éteint jus-
« qu'au désir de rien entreprendre. On doit, au
« contraire, se persuader que *toute phthisie,*
« *même la purulente, est curable.* Ainsi, ne per-
« dons jamais ni l'espérance ni le courage, et fai-
« sons tout ce qui dépend de nous pour atteindre
« le but. »

Ces conseils partis d'un noble cœur, et la douleur qu'on éprouve à voir mourir des malades qui
vous supplient vainement de les sauver, ont fait
naître en moi la volonté de guérir la phthisie pul-

(1) *Manuel de méd. prat.*, p. 800.

monaire. Depuis plusieurs années je poursuis mon
œuvre, et les succès que j'ai obtenus me font une
obligation de persévérer dans la voie que je me
suis tracée.

Je n'ai pas la prétention de guérir tous les phtbi-
siques qui suivront mon traitement, mais je suis
convaincu, par l'expérience, que j'en guérirai ou
soulagerai un plus grand nombre que par les
moyens employés jusqu'à ce jour.

Lorsque la maladie est arrivée à sa dernière
période, alors que l'absorption des substances mé-
dicamenteuses ou nutritives ne peut plus s'effectuer, il est bien évident que mon traitement sera
impuissant. A la première période, je réussis presque toujours.

Pour bien saisir la portée théorique de ma
méthode curative et prophylactique, je crois qu'il
est indispensable de rappeler les traitements qui
ont été préconisés jusqu'à ce jour. Le simple
examen prouvera qu'ils ne reposent sur aucune
donnée intelligente de la maladie qui nous occupe,
et qu'ils sont presque tous des remèdes empiriques,
irrationnels et même dangereux.

Les saignées, les sangsues, employées par
Broussais, et dont on a tant abusé, hâtent la
marche de l'affection.

Le chlore en fumigation excite la toux, provoque
les hémoptysies et allume la fièvre.

L'expérience n'a reconnu aucune utilité au sous-carbonate de potasse proposé par M. Pascal (de Strasbourg), ni au sel ammoniac donné par le docteur Cless (de Stuttgart), ni à l'acide cyanhydrique, ni à la compression de la poitrine. Le proto-iodure de fer préconisé par E. Dupasquier (de Lyon) n'a été reconnu par M. Louis d'aucune espèce d'utilité ; on n'a jamais obtenu de guérison avec l'émétique à faible dose prôné par M. Bricheteau, ni avec l'arsenic, ni avec l'iode, ni avec les iodures, qui sont très efficaces dans la scrofule.

Avicenne conseillait le sucre comme palliatif de la phthisie. Un médecin américain, le docteur Calwright (1), prétend avoir guéri des phthisiques avec la même substance : il envoie ses malades passer plusieurs heures par jour dans une fabrique de sucre. Il dit que les vapeurs sucrées qui en émanent produisent presque instantanément l'enrayement de la phthisie. Si ce moyen n'est pas efficace, il a au moins le mérite d'être facile et agréable.

M. Beau (2), n'ayant pas rencontré de phthisiques chez les ouvriers qui manient le plomb, a conçu l'idée de combattre la diathèse tuberculeuse par l'empoisonnement saturnin. M. Beau fait administrer des pilules contenant 10 centigram-

(1) *Revue de thérap.*, avril 1853.
(2) *Union médicale*, juin 1859.

mes de céruse, et, par une augmentation rapide, il est arrivé à en donner huit par jour. On en suspend l'usage ou l'on en diminue la dose aussitôt qu'il se manifeste de l'arthralgie, ou à l'apparition du liséré, de l'analgésie, et du teint ictéroïde, qui caractérisent le premier degré de l'empoisonnement par le plomb. Ce traitement est dangereux, et n'a jamais amené de guérison. Hufeland l'avait déjà appliqué sans profit.

L'Académie de médecine de Turin a couronné un mémoire du docteur Parola, qui regarde le seigle ergoté comme l'agent le plus actif dans le traitement de la phthisie. M. Parola administre l'ergot de seigle en poudre, à la dose de 2 grammes par jour, en ayant soin de suspendre le médicament pendant quarante-huit heures, après chaque période de quatre ou cinq jours de son administration.

L'ergot de seigle peut être utile dans l'hémoptysie, il peut encore agir dans la phthisie en diminuant les battements du cœur, en prévenant la congestion pulmonaire; mais de là à la guérison il y a bien loin.

Je citerai pour mémoire l'huile de naphte, le caoutchouc, l'oxygène naissant, la vapeur de charbon, l'aconit, les semences de *Phellandrium aquaticum*, le chlorure de sodium proposé par M. Amédée Latour; le goudron, la ciguë, la conicine, le sang de mouton, l'alcool, la viande crue, dont l'usage prolongé donne presque toujours naissance au ver solitaire.

Depuis quelque temps, on fait une grande consommation de préparations créosotées renfermant la créosote soit seule, soit associée à d'autres substances, et principalement à l'iodoforme et à l'eucalyptol : je ferai une seule objection, c'est que ces préparations sont de simples imitations de la mixture noire.

HUILE DE FOIE DE MORUE. — Depuis 1845, l'emploi de l'huile de foie de morue est devenu une sorte de banalité ; mais ce médicament doit perdre une grande partie de la confiance qu'on lui accorde, si l'on songe aux fraudes dont il est l'objet et au dégoût qu'il occasionne.

Et d'abord l'huile noire pure qui vient de Terre-Neuve est rare, difficile à se procurer et fort peu usitée en médecine à cause de son aspect repoussant.

Les huiles brunes sont les plus employées et consistent le plus souvent dans des mélanges d'huile de foie de morue, de marsouin, de cachalot, de baleine ou de phoque, parce que les pêcheurs s'occupent bien moins de produire des huiles pures, que d'en produire beaucoup. A Terre-Neuve, on obtient l'huile de foie de morue en exposant aux rayons du soleil des foies d'une quantité de poissons entassés dans des cuves, et en les soumettant à la presse à mesure qu'ils se putréfient. Quant aux huiles blondes, jaunes, dorées, blanches, elles s'obtiennent habituellement dans l'industrie en coupant les huiles brunes avec des huiles d'œillettes, de sésame et d'arachide, et cela dans des proportions qui vont jusqu'à 55 sur 100 ; on a même vendu à Paris une soi-disant huile de foie de morue qui consistait en une solution de colophane dans une huile végétale.

D'après les analyses faites par MM. Girardin, doyen de la Faculté des sciences de Lille, Delatre et Rigel, analyses approuvées par l'Académie impériale de médecine, le 3 mai 1859, l'huile de foie de morue de Terre-Neuve contient 1000 parties :

Phosphore. 0,006
Acide phosphorique. 9,095
Iode. 0,013

Sous l'influence de la putréfaction et de la chaleur, l'iode s'échappe en totalité ou en partie, de telle sorte que plusieurs chimistes n'en ayant pu trouver, ont cru pouvoir en nier l'existence.

IODE. — L'iode porté dans les ramifications bronchiques par de fortes aspirations est, d'après

M. Danger (1), de tous les corps connus celui qui présente les conditions les plus favorables au traitement de la phthisie. Dans son travail, M. Danger s'efforce de prouver que la propriété déshydrogénante de l'iode décompose les matières organiques avec lesquelles il est en contact.

M. Piorry (2) recommandait aussi, il y a douze ans, les inspirations d'iode et l'iodure de potassium à l'intérieur. Je sais que ce praticien célèbre est bien revenu aujourd'hui de ces premières impressions.

J'ai employé très souvent l'iode et l'iodure de potassium, et toujours sans succès. Dans quelques cas, la phthisie semblait enrayée : ainsi la toux, la fièvre et les sueurs disparaissaient, mais, hélas ! pour peu de temps ; et lorsque je croyais toucher au but, les accidents revenaient avec plus d'intensité, la fonte tuberculeuse était activée, et la mort arrivait plus rapidement que si les malades n'eussent suivi aucun traitement.

L'iode favorise la formation des cavernes, et sa présence dans les excavations, loin de déterminer leur cicatrisation, active la désorganisation du poumon. Je soutiens donc que l'iode doit être banni du traitement de la phthisie, mais qu'on peut l'utiliser dans les laryngites et dans certaines bron-

(1) *Académie de médecine*, 9 août 1853.
(2) *Clinique de la Pitié*, 1853.

chites : dans ces affections, la muqueuse pharyngo-bronchique peut être heureusement modifiée (1).

Des praticiens célèbres, dont je vois souvent des ordonnances, ont sans doute compris les dangers de l'iode à l'intérieur, puisqu'ils se contentent maintenant de badigeonner la poitrine avec de la teinture de ce métalloïde, et de faire prendre de la térébenthine dans le but de cicatriser des cavernes.

Il est permis de considérer ces ordonnances comme de véritables déclarations d'incompétence.

Chez les médecins, l'âge amène l'indifférence ; nos maîtres eux-mêmes ne vont jamais à la décou-

(1) L'opinion que j'émets sur les dangers de l'iode, dans la phthisie, est partagée par un des médecins les plus compétents de notre époque. Je cite textuellement la lettre qu'il m'a fait l'honneur de m'adresser, après avoir lu ma brochure :

« Très honoré confrère,

« Je viens de lire avec le plus grand intérêt votre brochure sur le *Traitement de la phthisie pulmonaire.* Depuis douze ans je m'occupe exclusivement de cette question, et vivant sans cesse au milieu des tuberculeux, j'ai pu me convaincre de toute la vérité des idées que vous avez publiées. Je partage entièrement votre opinion sur les dangers de l'iode, qui est préconisé partout aujourd'hui, et sur les grands avantages des escargots, de l'huile de morue, des toniques doux et des préparations phosphatées. Je suis très désireux d'essayer en grand la poudre que vous recommandez avec conscience. Je suivrai vos indications pour l'administrer, et je serai heureux de vous faire part des résultats obtenus.

« Je ferai mes observations en toute liberté ; car nous n'averte ; ils préfèrent s'endormir sur leur vieille réputation.

ESCARGOTS. — Après vingt-huit années de pratique, dont seize passées à l'hôpital de Mataro, le docteur Joachim Pascal a reconnu que le traitement qui lui avait fourni les plus heureux résultats était le mucilage d'escargots à haute dose. Dans les cas désespérés, il fait prendre au malade un escargot cru, et il va ainsi progressivement jusqu'à en faire manger trente en une seule fois. « Qui n'a pas expérimenté l'usage thérapeutique de ces mollusques, dit ce médecin espagnol, ne peut croire aux effets salutaires qu'ils produisent dans ces cas graves. » Il a vu les diarrhées colli-

---

vons qu'un but, c'est de trouver enfin une médication efficace et rationnelle pour une maladie si fatale qui fait tant de victimes autour de nous.

« Déjà mes efforts m'ont prouvé qu'on pouvait souvent obtenir des guérisons presque inespérées, et je suis persuadé que nous arriverons à effacer de plus en plus ce triste mot d'incurabilité. Pour cela il faut chercher et tout essayer, modifier, combiner sans aucun parti pris de sotte exclusion.

« J'ai horreur des gens à idées fixes qui se prononcent pour ou contre un système sans tout examiner à fond, et nos plus grands maîtres ont le tort de se renfermer souvent dans les formules identiques connues à l'avance.

« Agréez, très honoré confrère, l'assurance de ma parfaite considération.

« Dᵣ GÉNIEYS,
« Médecin inspecteur d'Amélie-les-Bains. »

quatives cesser comme par enchantement, et les
symptômes les plus alarmants disparaître avec
rapidité. Cette médication a fourni au docteur
Pascal des succès qu'il n'a jamais obtenus par les
moyens préconisés dans ces derniers temps, tels
que les inspirations de vapeurs iodées et chloro-
iodées, l'éther hydriodique, les préparations de
brome, l'huile de foie de morue, l'iodure d'amidon,
etc. ; dans la plupart des cas, il n'a guère eu à se
louer de tous ces médicaments.

ACIDE FLUORHYDRIQUE. — Les vapeurs d'acide
fluorhydrique, préconisées par le docteur Seiler,
ont donné, paraît-il, quelques bons résultats dans
le traitement de la phthisie dite « desaiguiseurs » ;
elles sont complètement abandonnées.

TRAITEMENT PAR L'AIR SURCHAUFFÉ. — Sédui-
sant en théorie, mais ne tenant pas debout devant
l'expérimentation ; le bacille mourant à une température de 55°, il y avait lieu de supposer que l'air
exhalé à 200° serait un bacillicide énergique ; seulement on a reconnu que, même à cette température, l'air qui pénètre dans les vésicules pulmonaires s'élève à peine à un degré au-dessus de la
température de poumon.

INJECTIONS ANTISEPTIQUES. — L'eucalyptol, le
phénol, l'iodoforme dissous dans la vaseline li-

quide ou l'huile d'olive ont été expérimentés, il y a quelques années, à l'hôpital Laennec, sous forme d'injections sous-cutanées ; nous avons, de notre côté, essayé ce mode de traitement, en nous entourant de toutes les précautions requises, et, nous devons le déclarer, sans aucun résultat appréciable. Ces petites opérations sont douloureuses, et le malade au bout de quelque temps demande que l'on y renonce.

POINTES DE FEU. — Depuis la découverte du thermo-cautère, on applique les pointes de feu avec une générosité vraiment regrettable. Certes, l'ignipuncture rend des services, mais à condition de s'en servir avec discernement, dans des cas bien spécifiés, et non pas, comme nous l'avons souvent constaté, à la dernière période de la maladie.

CURES D'AIR. — Les sanatoria étaient depuis longtemps en grand honneur en Allemagne et en Suisse, mais inconnus en France. Cette lacune vient d'être comblée.

Le sanatorium du Canigou (Pyrénées-Orientales) est un établissement de premier ordre, où rien n'a été laissé à l'imprévu ; il est placé sous l'habile direction de notre distingué confrère, le docteur Sabourin : nous lui prédisons le plus brillant avenir.

Les sanatoria ne conviennent pas à tous les phthisiques ; les malades atteints de lésions

graves, de tuberculoses aiguës et surtout de phénomènes généraux devront s'abstenir.

TRAITEMENT DU DOCTEUR KOCH. — Le bruit qui
s'est fait autour de la découverte du docteur Koch,
l'enthousiasme irréfléchi du corps médical, et la
profonde déception qui suivit cette aventure, ne
nous permettent pas de le passer sous silence.

Au moyen d'une substance nommée *tuberculine*,
ou *lymphe*, le professeur de Berlin faisait des
injections qui nécrosaient les tissus tuberculeux ;
il espérait ainsi isoler le bacille, l'affamer et le
détruire.

Sans doute, dit le docteur Peter (1), le tissu tuberculeux se nécrosait après les injections de tuberculine; mais, en amenant cette nécrose, on détrui-
sait une portion du tissu pulmonaire encore vivant,
et l'on diminuait d'autant le champ de l'hématose.

D'autre part, Virchow prétend que les bacilles,
chassés de leur foyer, se mobilisaient et se répan-
daient dans l'économie, et que les malades mou-
raient de tuberculose généralisée.

Tout récemment, Koch faisait une quatrième
communication sur la tuberculine et prétendait
l'avoir obtenue à l'état de pureté; mais l'enthousiasme des premiers moments est passé, et malgré

(1) *Semaine médicale*, nov. 1891.

les efforts tentés pour concentrer l'attention des savants sur ses travaux, Koch se voit abandonné de tous.

EAUX MINÉRALES. — Les eaux minérales sont utiles dans la bronchite chronique et très nuisibles dans la phthisie pulmonaire.

Lorsqu'on veut traiter une maladie de poitrine par les eaux minérales, le diagnostic ne devrait pas être porté à la légère, comme cela se pratique généralement, parce que c'est souvent pour le malade une question de vie ou de mort.

La plupart des médecins, après avoir épuisé sans succès leur répertoire thérapeutique, se hâtent d'envoyer leurs malades aux eaux minérales ou à la campagne.

Dans le premier cas, ils mettent leur responsabilité sous le couvert de confrères ordinairement très indulgents; dans le second cas, ils préfèrent se débarrasser de leurs clients que de lutter jusqu'à la fin.

Je le répète, les eaux minérales produisent d'excellents résultats dans la bronchite chronique, — nous y reviendrons plus loin; — mais chez les phthisiques, même chez ceux qui ont des tubercules à l'état latent, elles déterminent des hémoptysies et mettent le feu aux poudres, pour me servir de l'expression du docteur Pierre Bertrand,

qui pendant plus de trente ans a été inspecteur
aux eaux du Mont-Dore.

Je sais bien que Bordeu, et même d'autres médecins instruits, ont constaté des guérisons de la
consomption pulmonaire à l'aide des eaux des
Pyrénées ; mais comme ce sont des faits très rares,
je dis qu'il faut être très réservé dans l'emploi
d'un moyen qui peut être dangereux, et qu'on doit
toujours s'en abstenir si le diagnostic est douteux.

En exposant ma méthode curative, je reviendrai sur l'action thérapeutique de l'huile de foie
de morue, des escargots et des eaux minérales,
qui jusqu'ici ont été employés empiriquement.
Je montrerai leur véritable mode d'action sur les
tubercules, et l'on verra que les succès obtenus
avec ces divers agents sont une justification
complète de ma théorie et de mon traitement de
la phthisie par la POUDRE SALINO-CALCAIRE.

Outre la Poudre salino-calcaire, j'emploie l'Eau
de Laurier-cerise, la Mixture noire, la Poudre
contre les sueurs, les Pilules antirhéiques et l'Emplâtre sédatif. Je vais expliquer l'action et le mode
d'emploi de ces diverses substances.

POUDRE SALINO-CALCAIRE. — La nature est
toujours et essentiellement réparatrice ; ce n'est
qu'en l'imitant ou en lui venant en aide qu'on
peut obtenir la guérison des maladies.

Dans la phthisie, cette loi de réparation se traduit par l'induration des tubercules, ce qui les rend inertes et inoffensifs, et par la cicatrisation des cavernes.

Que doit-on faire lorsqu'on se trouve en présence d'un phthisique ? Doit-on favoriser la fonte des tubercules, hâter la formation des cavernes et la mort ? ou doit-on suivre la voie tracée par la nature, c'est-à-dire chercher à obtenir l'induration de la matière tuberculeuse, en fournissant au sang les matériaux propres à cette transformation ? J'ai adopté sans peine cette dernière idée, et, après de nombreux essais, je suis arrivé à formuler un traitement qui m'a donné des résultats extra ordinaires.

Sous le nom de POUDRE SALINO-CALCAIRE, j'ai réuni des substances bien connues en médecine, mais qu'on n'avait pas encore employées dans le traitement de la phthisie. Ces substances, qui sont exactement celles qu'on rencontre dans les *os* et dans les *tubercules,* sont d'une innocuité reconnue, d'une administration très facile, et c'est à bon droit qu'on peut dire de leur action : *Similia similibus curantur.*

Voici la composition de cette poudre :

> Phosphate de chaux,
> Carbonate de chaux,
> Bicarbonate de soude (1).

(1) Dans les éditions précédentes (complètement épuisées),

J'ai confié la préparation de cette poudre et des autres remèdes que j'emploie dans la phthisie et la bronchite, à MM. Garnier et Cie, pharmaciens à Paris, 38, rue Rochechouart.

Les éléments qui constituent ces divers médicaments sont fabriqués avec le plus grand soin par ces chimistes distingués.

Le phosphate de chaux que j'emploie se dissout rapidement et complètement dans l'eau légèrement acidulée ; or, les sucs de l'estomac étant franchement acides, le phosphate peut donc s'y dissoudre et devenir facilement absorbable.

j'avais donné les doses des substances qui entrent dans la composition de ma poudre. Je crois devoir les supprimer aujourd'hui, pour épargner aux malades et aux médecins les inconvénients qui résultent de préparations insuffisantes et de contrefaçons grossières. Tous les médicaments que j'indique dans cette édition se trouvent à la pharmacie Garnier et Cie, pharmaciens chimistes de 1re classe, 38, rue Rochechouart, à Paris, et dans les bonnes pharmacies de France et de l'étranger. Dans tous les cas, il est urgent de n'accepter que les préparations qui porteront le nom de Boyer et l'étiquette de la pharmacie Garnier et Cie.

Je cite une lettre d'un médecin distingué de Marseille pour montrer à quoi l'on s'expose en oubliant cette recommandation.

« Monsieur et honoré confrère,

« Je ne vous dirai rien de la satisfaction que j'ai éprouvée et que m'ont causée vos déductions logiques ; d'autres avant moi, et haut placés dans la science, vous auront déjà, par leurs témoignages, dédommagé en partie des efforts que vous avez faits pour arriver à ce but.

« Je vous demanderai seulement quelques explications.

« J'ai déjà appliqué votre traitement à plusieurs phthisiques,

Le mémoire présenté à l'Académie, le 7 avril 1856, par M. A. Milne Edwards, et les recherches expérimentales de M. Gosselin à l'hôpital Cochin, prouvent d'une manière péremptoire que le phosphate de chaux est porté dans le torrent de la circulation, qu'il accélère le travail d'ossification dans les cas de fracture, et que ce sel n'exerce aucune action fâcheuse sur l'économie. Ces messieurs employaient le phosphate de chaux provenant de la calcination des os ; ce sel est très peu soluble, tandis que celui qui entre dans la POUDRE SALINO-CALCAIRE est d'une solubilité très grande, et par conséquent d'une assimilation très facile.

Lorsque le phosphate de chaux est en quantité

j'ai fait préparer votre poudre salino-calcaire d'après la formule que vous donnez dans votre brochure ; l'administration de la dose indiquée a provoqué chez deux malades une diarrhée qu'ils n'avaient pas et qui a cessé lorsque j'ai suspendu l'administration du mélange.

« Veuillez, monsieur et honoré confrère, me dire deux mots sur ce fait : dois-je continuer mes expériences d'après la formule que vous donnez ? Dois-je au contraire la modifier ? Ou bien encore, l'effet qui s'est produit proviendrait-il d'une préparation faite avec des substances qui ne se trouveraient pas à l'état de pureté irréprochable ?

« Je vous serai reconnaissant si vous daignez éclairer mes doutes et me fournir l'occasion d'augmenter le nombre de vos observations.

« Agréez, etc.

« Dr MILLOU. »

Cette lettre me dispense de tout commentaire sur l'utilité d'une bonne préparation.

convenable dans le sang, son dépôt ne s'effectue que sur tous les points de l'économie qui n'en renferment pas la quantité normale, et jamais sur des organes à l'état sain. C'est ce qui explique la guérison des os ramollis, l'induration des tubercules et enfin l'innocuité de son emploi.

Les faits suivants justifient cette appréciation.

M. Chossat nourrit des pigeons avec des grains choisis un à un de manière à supprimer les substances minérales de l'alimentation, et il remarque que les os de ces oiseaux deviennent minces et fragiles, tandis que si on leur donne en même temps des sels calcaires, il n'arrive rien de semblable.

Dans un travail très remarquable sur les phosphates, M. L. Sandras (1) dit : « J'avais entendu parler de guérisons de fractures accélérées par l'administration du phosphate de chaux ; j'en avais moi-même observé, me semblait-il, les bons résultats ; et j'avais surtout été frappé du fait suivant observé à l'hôpital de l'Enfant-Jésus. Un petit garçon du service des scrofuleux rachitiques était tombé dans un état de faiblesse tel qu'il ne pouvait plus ni marcher, ni se lever ; un jour, mon chef de service lui prescrivit (par dérision, je crois) un peu de poudre de phosphate de chaux, et

(1) *Abeille médicale*, 21 mars 1864.

au bout de peu de jours l'enfant se tenait debout et marchait. Nous croyons du reste que, comme ce fait aurait pu confirmer une opinion qui n'était pas alors à la mode, il n'en a pas dû être fait mention en haut lieu.

« En dehors de ces expériences qui me paraissent irrécusables, il y a des faits qui me semblent prouver l'efficacité réelle des corps phosphorés dans le traitement des maladies de poitrine. Je sais bien qu'il est toujours possible de nier des guérisons de phthisie, parce que si l'on prend des malades arrivés à la dernière période, il n'y a pas de guérison à obtenir, et parce que si l'on prend des malades peu avancés, il est facile de dire que la maladie n'était pas bien caractérisée, et qu'après tout la guérison a pu se produire d'elle-même. Aussi, sans vouloir prendre parti pour les guérisseurs enthousiastes, non plus que pour leurs adversaires systématiques, sans vouloir donner gain de cause aux phosphates plutôt qu'aux hypophosphites, je me permettrai de faire observer que d'illustres professeurs de l'école de Paris ont reconnu que lorsque la guérison arrivait, elle était le résultat d'une cicatrisation produite par une concrétion phosphatique calcaire, et que, par conséquent, l'administration des médicaments phosphatiques est on ne peut plus rationnelle. »

D'après ce qui précède, il est facile de com-

prendre que le phosphate de chaux ingéré est
d'abord dissous par le suc gastrique, et qu'ensuite
il est tenu en dissolution dans le sang à l'aide de
l'acide carbonique que ce liquide contient.

Dans la composition de ma poudre nous voyons
figurer le bicarbonate de soude, tandis que dans
les analyses que nous avons données des os et des
tubercules, nous trouvons de l'hydrochlorate de
soude. Je vais expliquer ce fait, et prouver qu'en
donnant du bicarbonate de soude, le malade
absorbe réellement de l'hydrochlorate de cet
oxyde. Pour M. Lambossy (1), le bicarbonate de
soude mis en contact avec l'acide hydrochlorique
de l'estomac est transformé en hydrochlorate de
cette base, l'économie reçoit alors de l'hydrochlorate de soude.

Si l'on se demande pourquoi l'huile de foie de
morue, les escargots et les eaux minérales modi-
fient et guérissent quelquefois la phthisie pulmonaire, il est bien facile de répondre.

L'huile de foie de morue et toutes les huiles de
poisson doivent leur propriété curative au phosphate de chaux qu'elles contiennent, et non pas à
la petite quantité d'iode qu'on y rencontre ; car
toutes les huiles végétales plus ou moins iodées ne
fournissent aucun résultat dans le traitement de

(1) *Considérations physico-chimiques relatives à l'absorption des
médicaments minéraux*, thèse, Strasbourg, 22 avril 1836.

la phthisie, tandis que dans la scrofule elles sont des succédanées des huiles de morue (1).

Quant aux escargots et aux autres coquillages employés à haute dose, on ne peut raisonnablement admettre leur action sur la marche des tubercules qu'à la condition de reconnaître l'influence du phosphate et du carbonate de chaux que ces animaux contiennent en très grande quantité.

Les eaux minérales tiennent en dissolution des phosphates et des carbonates calcaires, et si leur efficacité n'est pas certaine dans la phthisie, c'est que la proportion de ces sels n'est pas assez considérable, et que les autres principes qui les caractérisent possèdent des propriétés assez excitantes pour détruire les bénéfices obtenus par l'assimilation des sels terreux.

« Je ne serais même pas étonné, dit M. L. Sandras (2), de voir attribuer bientôt et avec raison au phosphore l'action curative des eaux minérales que nous sommes trop heureux, pour l'instant, de pouvoir attribuer à des traces d'arsenic presque imaginaires. »

« Il ne faudrait, pour opérer un pareil changement d'idées, que le caprice d'un nom illustre,

(1) Voyez page 66.
2) *Loc. cit.*

car sous certains rapports les médecins de France sont comme les chirurgiens d'Italie dont parle Guy de Chauliac : « Je m'esbahis d'une chose : qu'ils « se suivent comme des grues, car l'un ne dit que « ce que l'autre a dit. »

Le traitement que je viens d'indiquer pour obtenir l'induration des tubercules doit être employé, même lorsqu'il y a des cavernes dans le poumon. En effet, les cavernes existent toujours concurremment avec des tubercules en plus ou moins grand nombre ; il faut donc prévenir le ramollissement de ces derniers, et chercher à obtenir la cicatrisation des excavations pulmonaires. Si l'on se rappelle que ces excavations sont tapissées par une membrane sécrétante, qui reçoit des vaisseaux nombreux, on comprendra facilement que, sous l'influence de la POUDRE SALINO-CALCAIRE, cette membrane, qui a déjà de la tendance à revêtir la forme semi cartilagineuse, subisse une transformation qui la mette à l'abri de toute désorganisation. Lorsque cette membrane est ainsi modifiée, les parties du poumon qui enveloppent la cavité ne peuvent plus être détruites, et leurs mouvements d'expansion, en rapprochant les parois des excavations, facilitent l'oblitération des cavernes.

MODE D'ADMINISTRATION DE LA POUDRE SALINO-

CALCAIRE ET DES AUTRES MÉDICAMENTS. — Aux
adultes, je fais prendre deux cuillerées à café de
POUDRE SALINO-CALCAIRE par jour : l'une le matin,
et l'autre le soir ; un quart d'heure au moins avant
ou après le repas. Chaque cuillerée à café de poudre est délayée dans un demi-verre d'eau sucrée,
à laquelle on ajoute une cuillerée à café de l'Eau
de Laurier-cerise. Tous les quinze jours on augmente d'une cuillerée la dose de poudre salino-
calcaire, sans dépasser six cuillerées par jour et
sans augmenter la dose d'Eau de Laurier-cerise.

Un flacon de poudre est nécessaire pour le traitement du premier mois. Cette quantité n'a rien
d'exagéré, puisque, dans l'état normal, chaque
digestion demande 6 grammes de sel calcaire pour
réparer les pertes de l'organisme.

Pour prévenir la phthisie chez les enfants issus
de tuberculeux ou dont la croissance est trop
rapide, et chez ceux qui présentent les attributs du
vice scrofuleux, chez les femmes qui nourrissent
et surtout chez celles qui ne sont pas robustes, je
conseille une seule cuillerée à café de Poudre
salino-calcaire en deux fois dans la journée, au
moment du repas.

Ce traitement doit être suivi pendant longtemps,
parce qu'il a pour but non seulement de prévenir
le dépôt de granulations gélatineuses dans le poumon, mais encore d'arrêter le développement des

tubercules dont nous sommes presque tous atteints.
D'après les recherches consciencieuses de M. E.
Boudet, on sait que sur sept personnes on en rencontre six dont les poumons offrent à l'autopsie
des tubercules à l'état latent, et en trop petit
nombre pour exercer pendant la vie une influence
fâcheuse sur la santé générale.

La Poudre salino-calcaire est encore indiquée
dans toutes les affections où l'huile de foie de morue est administrée : elle est plus active et bien
moins désagréable que les huiles de poisson ; elle
réussit parfaitement aussi dans les cas de chloro-
anémie, dans les convalescences longues, dans la
scrofule avec ramollissement des os, dans la carie,
dans la gravelle oxalurique et dans tous les cas de
misère physiologique si fréquents à notre époque.

EAU DE LAURIER-CERISE. — Cette eau, qui
doit se prendre en même temps que la Poudre
salino-calcaire, a pour effet de calmer la toux et les
spasmes nerveux qui fatiguent tant les phthisiques,
et de rendre l'administration de la Poudre salino-
calcaire bien plus agréable en donnant au mélange
le goût du sirop d'orgeat (1).

_____

(1) Cette eau diffère essentiellement de l'eau distillée de laurier-cerise qui se trouve dans le commerce ; elle est toujours titrée
uniformément et dosée pour mon traitement. Nous ne saurions
trop recommander à nos malades d'exiger toujours sur tous les
flacons le nom de Boyer.

MIXTURE NOIRE Phéno - carbure créosoté
(anti-bacillaire). — Provoquer l'appétit chez les
phthisiques et faciliter l'assimilation des aliments
et des remèdes, tel est le problème que je cher-
chais à résoudre depuis longtemps. Après bien des
essais infructueux, je suis arrivé depuis peu à obtenir un résultat satisfaisant en employant une
préparation à laquelle j'ai donné le nom de *Mixture noire* à cause de sa couleur. Sous l'influence
de cette Mixture, j'ai toujours vu les malades recouvrer l'appétit et l'embonpoint en peu de temps.
Cette préparation modifie la nutrition et arrête
la désassimilation des sels calcaires qui entrent
dans la composition de tous nos liquides et de tous
nos tissus.

En raison des substances qu'elle contient, elle
est préférable et plus efficace que toutes les préparations similaires, capsules créosotées, créosoto-
iodoformées, balsamo-iodoformées, etc., pour lesquelles les auteurs ont surtout cherché à flatter
le goût du malade.

Cette Mixture se prend entre les deux repas, à
la dose d'une cuillerée à café, dans trois cuillerées
à soupe d'eau ordinaire. C'est l'accompagnement
obligé de la Poudre salino-calcaire et de l'Eau
cohobée de Laurier-cerise.

POUDRE CONTRE LES SUEURS. — J'ai toujours

vu les sueurs résister aux moyens ordinaires, qui
sont : le sous-acétate de plomb, conseillé par
M. Fouquier, l'agaric blanc, le tannin et le quin-
quina. La nouvelle poudre que je préconise a pour
effet non seulement de prévenir les sueurs, mais
encore de prédisposer au sommeil et de calmer la
toux.

On en prend un paquet dans un demi-verre d'eau
sucrée, au moment le plus rapproché de l'apparition des sueurs.

Chez les personnes affaiblies, ou ayant une
grande susceptibilité d'estomac, cette poudre provoque quelquefois des vomissements ; il est, en ce
cas, prudent d'en diminuer la dose ou mieux de
prendre conseil.

Je ne puis résister au désir de faire connaître,
sur cette poudre, l'appréciation d'un de mes malades qui s'en est servi avec beaucoup de succès.

« Je termine ma bien longue lettre, monsieur le docteur, en
vous racontant un fait qui peut-être vous fera plaisir. J'avais
donné de votre poudre contre les sueurs à une pauvre phthisique
au dernier degré ; elle s'en trouva si bien, qu'elle se crut guérie.
Le docteur qui la soignait m'a envoyé les parents d'une autre
malade qu'il voit pour me demander de cette merveilleuse poudre.
J'en ai fait venir de nouveau ainsi que des pilules anti-rhéiques ;
j'apprends que la pauvre malade, que je suis allé voir, s'en
trouve aussi très bien.

« G..., prêtre,
« Carpentras. »

PILULES ANTI-RHÉIQUES. — La diarrhée se

présente rarement lorsqu'on fait usage de la Poudre salino-calcaire ; mais lorsqu'elle persiste, j'emploie avec succès des pilules auxquelles j'ai donné le nom de pilules *anti-rhéiques*. Le malade en prend de trois à six par jour.

Je combats les douleurs thoraciques par l'Emplâtre sédatif.

EMPLATRE SÉDATIF. — Tous les révulsifs connus, tels que l'huile de croton, les emplâtres de poix de Bourgogne, thapsia, les papiers chimiques, etc., déterminent une douleur et une gêne souvent intolérables. — L'Emplâtre sédatif produit un très grand effet, sans cependant surexciter la sensibilité des malades.

On applique cet emplâtre sur le point douloureux et on le laisse en place pendant deux mois ; il ne nécessite aucun pansement.

Pour arrêter les hémoptysies, le traitement le plus efficace, c'est, sans contredit, le perchlorure de fer, dont on règle facilement les doses (15 à 30 gouttes par jour, en trois fois dans une cuillerée à bouche d'eau froide).

Lorsqu'il y a douleur de gorge, je conseille un gargarisme au chlorate de potasse (10 grammes pour un demi-litre d'eau). On l'emploie six fois par jour.

Comme adjuvants, je ne saurais trop recommander le *Sirop pectoral* et l'*Elixir tonique reconstituant*; le Sirop pectoral se donne à la dose de cinq cuillerées à bouche par jour, dans le cas de toux persistante, pour laquelle il faut bien se garder de prendre n'importe quel calmant; l'Elixir tonique doit être pris après chaque repas à la dose d'un petit verre à liqueur.

———

GUÉRISON

BRONCHITE CHRONIQUE

> « Il périt plus d'hommes de catarrhe que de la peste. »
> (Tissot.)

Bronchite, catarrhe des bronches, catarrhe pulmonaire, sont des expressions équivalentes, qui toutes indiquent l'inflammation de la membrane muqueuse des bronches.

Comme toutes les autres phlegmasies, la bronchite est aiguë ou chronique. Sous l'une ou l'autre forme, une partie ou la totalité des bronches peuvent être le siège de l'inflammation.

CAUSES. — Parmi les causes occasionnelles de la bronchite, nous signalerons en première ligne l'impression subite ou prolongée du froid, et surtout du froid humide, lorsque le corps est échauffé. Ce refroidissement, en supprimant les fonctions de la peau, détermine sur la muqueuse bronchique

BOYER. 6

une sécrétion anormale ; par conséquent celte maladie résulte d'un antagonisme ; elle est un reflet, un transport de la fonction cutanée aux poumons.

En seconde ligne, nous indiquerons une constitution délicate, molle et sédentaire, d'où résulte une susceptibilité plus vive aux changements de température. Les personnes qui ont de l'embonpoint et qui, par conséquent, suent facilement, sont très exposées à contracter cette phlegmasie.

SYMPTÔMES. — Dans sa forme la plus simple, la bronchite est désignée par le nom de *rhume*. Cette indisposition succède ordinairement au *coryza*. Ses symptômes sont un peu d'enrouement, une toux peu forte, à peine douloureuse, une expectoration de quelques crachats grisâtres ou spumeux. Il n'y a, en général, ni malaise, ni fièvre ; pourtant l'appétit est un peu diminué, ou bien les aliments paraissent moins sapides. L'exposition au froid en est la cause la plus fréquente. Elle disparaît ordinairement au bout de quelques jours ; d'autres fois elle se prolonge pendant un temps plus ou moins long.

Les prodromes de la bronchite sont : lassitudes spontanées, pesanteur de la tête, faiblesse générale ; bouffées de chaleur alternant avec des frissons, coryza, douleur à la gorge. Lorsque la maladie est déclarée, ses symptômes sont : une toux fréquente, un sentiment de chaleur et de douleur diffuse dans la poitrine, une expectoration de crachats muqueux, un mouvement de fièvre plus ou moins intense.

La toux est de tous les symptômes le plus remarquable et le plus incommode (1). Elle se produit ordinairement sous forme de quintes, pendant lesquelles le malade éprouve dans toute la poitrine, surtout derrière le sternum, une sorte de déchirement. En même temps la tête est si douloureuse, qu'il semble au malade que le crâne va s'entr'ouvrir, la face est vultueuse, les yeux sont larmoyants. Les secousses imprimées à l'épigastre y déterminent des douleurs plus vives que celle du thorax ; des nausées et des vomissements ont souvent lieu. Ces quintes sont suivies de l'expectoration d'un mucus clair et écumeux, offrant parfois de légères stries de sang. Elles se montrent à des intervalles inégaux, tantôt sans cause apparente et tantôt sous l'influence du froid, par l'accumulation de mucosités dans les bronches ou par le changement de position. La quinte terminée, le malade éprouve encore pendant quelques instants des douleurs dans la poitrine, vers les attaches diaphragmatiques et à la tête ; la respiration et le pouls sont accélérés ; il éprouve de l'oppres-

(1) Voyez page 32.

sion, de la sueur et une fatigue générale qui s'a-
mendent peu à peu.

Dans la bronchite, l'oppression n'est bien prononcée que pendant et après les quintes ; ce moment passé, il semble au malade qu'il a un poids
derrière le sternum, et que l'air pénètre difficile-
ment dans les bronches. Cette sensation est
surtout marquée dans le redoublement du soir ;
souvent alors le passage de l'air dans les poumons
produit un bruissement parfaitement appréciable,
même à distance.

Au début de la maladie, la toux est sèche,
bientôt elle devient humide ; alors elle donne lieu
à l'expectoration laborieuse et souvent convulsive
d'une matière séreuse, âcre ou salée, et mêlée à
une sorte d'écume blanchâtre. Cette matière, qui
devient plus épaisse et plus abondante de jour
en jour, est filante et visqueuse. A une époque
plus avancée de la maladie, l'expectoration diminue de quantité, mais sa consistance augmente.
Quand l'affection est arrivée à sa dernière période,
les crachats sont blancs, jaunes ou verdâtres ; par
leur cohérence, ils restent distincts dans le vase où
ils sont rejetés ; ils adhèrent à ses parois ou nagent
sur une mucosité plus ou moins trouble. L'appétit
est nul, la langue saburrale, la bouche pâteuse,
la soif peu vive en général ; le pouls est fréquent,
la peau chaude et halitueuse, l'urine rare et de

couleur foncée, jumenteuse, selon l'expression
consacrée, et contient du phosphate de chaux en
grande proportion.

Le matin, après une série de quintes, l'expectoration a lieu, les crachats sont très épais et sans
viscosités.

Dans la bronchite chronique très ancienne, il
n'existe ordinairement aucune douleur de poitrine.
La respiration est assez libre au repos ; cependant
quelques malades éprouvent une dyspnée habi-
tuelle, qui augmente par l'exercice et se montre
quelquefois sous forme d'accès semblables à ceux
qu'on remarque dans l'asthme. Cette gêne de la
respiration résulte de l'épaississement de la muqueuse bronchite ou de la dilatation des bronches
elles-mêmes.

A ces symptômes nous joindrons ceux qui sont
fournis par l'examen de la poitrine. Ils sont généralement négligés par la plupart des médecins, et
cependant ils ont, au point de vue du diagnostic
différentiel, une très grande importance. Lorsqu'on percute la poitrine d'une personne atteinte
d'oppression et de toux, et que le son est rendu
clair, quoique le phénomène soit négatif, il n'en
constitue pas moins un signe essentiel. On sait
alors que la bronchite est dénuée de complication et
qu'on n'a à redouter ni pneumonie ni phthisie in-
tercurrentes. Si l'on vient à appliquer l'oreille sur

le thorax, avec ou sans stéthoscope, on perçoit des modifications dans le bruit que produit l'air en traversant les conduits bronchiques.

Au début de la maladie, on entend quelquefois un râle sonore, grave, plus rarement un râle sibilant. Lorsque l'exhalation pulmonaire, d'abord supprimée, se rétablit et augmente, le râle prend peu à peu le caractère que Laennec a décrit sous le nom de râle muqueux, et qui semble résulter du déplacement des mucosités par la colonne d'air inspirée et expirée ; il est souvent accompagné de râle sibilant, et quelquefois de rhonchus grave.

Le murmure vésiculaire s'entend encore ; mais il offre maintes fois moins d'intensité que dans l'état normal, il est même masqué dans différents points, en vertu de l'occlusion passagère des bronches par les crachats. Mais dès que ceux-ci sont déplacés, soit spontanément, soit après des efforts de toux, le bruit respiratoire reparaît.

Lorsque la mort survient dans le cours d'une bronchite aiguë ou chronique, elle résulte toujours de ce que la phlegmasie s'est propagée aux petites ramifications des bronches (bronchite capillaire), ou parenchyme pulmonaire (pneumonie), ou bien encore lorsque les forces ne suffisent plus pour expulser les mucosités, ces dernières s'accumulent dans l'arbre aérien, font obstacle à l'entrée de l'air et déterminent la mort par asphyxie.

A l'ouverture du corps des personnes qui succombent à cette maladie, on trouve la muqueuse bronchique d'un rouge plus ou moins prononcé, disposé par plaques, par points, par zones ou par arborisations ; cette rougeur se montre tantôt dans les grosses bronches, tantôt dans les ramuscules seulement. La membrane muqueuse est souvent épaissie, particulièrement dans les petites divisions ; souvent elle est ramollie et grenue.

DIAGNOSTIC. — Il est quelquefois bien difficile d'établir le diagnostic de la bronchite chronique. La durée seule de la maladie peut permettre de distingner la bronchite d'avec la dernière période de la bronchite aiguë. Dans l'un et l'autre, le mouvement fébrile, la nature de l'expectoration, sont identiquement les mêmes ; l'âge seul de la maladie est différent.

Lorsque les bronches sont oblitérées, la respiration est suspendue dans une certaine étendue du poumon : on pourrait croire alors à l'existence d'un épanchement pleurétique ; mais la percussion, qui donne un son clair dans la bronchite avec oblitération des bronches, donnera un son mat dans la pleurésie, qui présentera, en outre de l'égophonie, une respiration bronchique et l'augmentation de volume du côté malade de la poitrine.

Si la dilatation des bronches complique la bron-

chite, les signes sont du gargouillement, du souffle
caverneux, de la pectoriloquie, tous phénomènes
qu'on rencontre lorsque le poumon présente des
excavations tuberculeuses. Mais ici encore, la percussion acquiert une valeur de diagnostic très importante : en effet, dans la phthisie, le mode d'ex-
ploration donnera un son mat ou le bruit d'un pot
fêlé ; tandis que le son restera clair ou peu obs-
curci, au niveau de la dilatation bronchique, parce
que le parenchyme pulmonaire qui l'entoure ne
sera pas induré par la présence de tubercules.

Enfin l'hémoptysie ne précède jamais la bronchite, tandis que dans la phthisie elle se montre
presque constamment.

TRAITEMENT. — A chaque maladie il faut une
médication spéciale, et tant que l'indication n'est
pas remplie, la résistance morbide est inévitable.
Cet axiome peut surtout s'appliquer à la bronchite
chronique, qui est considérée, à juste titre, par les
malades et les médecins, comme une affection
rebelle aux moyens ordinaires.

Guidé par les idées théoriques que j'ai émises
pages 12 et 26, je devais essayer dans la bronchite
chronique le traitement qui me fournissait de si
bons résultats dans la phthisie pulmonaire (1).

Les observations que je donne à la fin de ce

(1) Voyez pour le traitement, p. 74.

travail auront plus de poids dans l'esprit de mes lecteurs que tout ce que je pourrais dire sur ce sujet.

Les eaux minérales, prises concurremment avec la Poudre salino-calcaire, produisent d'excellents effets. Les eaux les plus efficaces sont celles de Bonnes, de Cauterets, d'Amélie-les-Bains, du Vernet, d'Allevard et du Mont-Dore, en France ; d'Ems, de Francesbad, de Soden, de Weilbach, en Allemagne ; de Peuticouse, en Espagne.

Cette brochure étant destinée à vulgariser la partie essentielle de mon nouveau traitement, un livre volumineux ne remplirait pas mon but ; c'est ce qui explique pourquoi je passe sous silence des questions d'hygiène très importantes.

Dans les consultations qu'on veut bien me demander, les prescriptions hygiéniques sont toujours indiquées d'une manière spéciale.

Nous conseillons fréquemment à nos malades de passer une saison à Saint-Honoré-les-Bains (Nièvre) ; mais nous croyons devoir leur recommander de consulter leur médecin avant de prendre une détermination, ces eaux étant fort actives et présentant des contre-indications précises.

Le bourg de Saint-Honoré, situé en plein Morvan, est entouré de forêts et de bois de sapins ; c'est une véritable station de repos, et nous ne connaissons pas de pays où l'air qu'on respire soit d'une plus grande pureté.

OBSERVATIONS

Pour éviter aux personnes qui m'adressent des observations les ennuis d'une correspondance souvent considérable, je n'emploierai, dans cette nouvelle édition, que les initiales de leur nom.

On pourra toujours constater chez moi l'authenticité des lettres que je publie.

MONSIEUR LE DOCTEUR BOYER,

« Il me reste maintenant à faire l'éloge de vos médicaments ; ils ont opéré chez moi un changement qui a surpris les médecins qui m'avaient soigné l'hiver dernier.

« Je me porte aujourd'hui à merveille ; le liséré gingival a entièrement disparu, et je n'ai pas vu de crachats sanguinolents depuis que j'ai commencé les remèdes que m'avait indiqués M. le docteur Jules Boyer.

« La toux et l'irritation que j'éprouvais constamment dans le larynx n'existent plus.

« Je vous suis bien reconnaissant de m'avoir

procuré une guérison que trois médecins des environs de Drain n'ont pu trouver.

« B.,

« A Drain (Maine-et-Loire). »

« MONSIEUR LE DOCTEUR BOYER,

« J'ai suivi le traitement du docteur Jules Boyer pendant sept mois ; le bon effet qu'il a produit en moi est incroyable : des forces me sont revenues aussitôt après avoir commencé ce traitement, et avec lui les symptômes de la phthisie ont disparu.

« J. D.,

« A Leschersins (Savoie). »

« MONSIEUR LE DOCTEUR BOYER,

« Le traitement du docteur Jules Boyer a produit sur ma femme un effet merveilleux : condamnée comme poitrinaire au second degré par plusieurs médecins de Saint-Quentin et de Paris, elle jouit, depuis qu'elle suit votre traitement, d'une santé admirable.

« M. R.,

« A Omissy (près Saint-Quentin). »

« Monsieur le docteur Boyer,

« J'ai employé deux fois avec succès votre traitement (poudre salino-calcaire, etc.); je la fais
prendre en ce moment à un jeune ecclésiastique, etc.

« M. T.,

« A Levignac (Haute-Garonne). »

« Monsieur le docteur Boyer,

« Notre malade, pour lequel je demandais à la
fin d'octobre dernier le traitement du docteur
Boyer, va bien mieux.

« Son père est tout joyeux dans l'espérance de
le conserver, et j'ai moi-même, je vous l'assure,
un grand espoir de guérison.

« La physionomie du malade est meilleure,
l'appétit augmente, la toux s'est bien affaiblie; il
dort d'un bon sommeil, nullement dérangé par les
accès de toux, etc.

« P. C.,

« Aux Roches de Condrieux (Jura), 1873. »

« Monsieur le docteur Boyer,

« Le 28 janvier, le médecin a constaté une
congestion très prononcée du poumon *gauche*,

accompagnée de pleurésie ; l'enfant était essoufflé
.et accablé par une fièvre continue ; on lui a appliqué deux vésicatoires à quarante-huit heures de
distance, dans le dos ; ils ont produit un heureux
effet ; on leur a substitué des frictions d'iode. Le
mal a paru conjuré ; néanmoins, comme mon fils
avait dépéri d'une manière considérable, qu'il
était très faible et qu'il toussait toujours, j'ai
décidé (d'accord avec votre confrère) d'employer
vos poudres. Le 11 février, mon enfant a commencé le traitement.

« Le premier flacon a été fini le 25 de ce mois ;
j'ai administré le remède à la dose de deux cuillerées à café de poudre dans de l'eau sucrée additionnée d'eau de laurier-cerise ; depuis ce moment,
le petit malade va beaucoup mieux, la toux a
complètement disparu, les forces sont revenues
avec l'appétit, et il est aujourd'hui en pleine con-
valescence.

« H. DE B.,

« A Bordeaux (mars 1872). »

. « Conformément à vos ordres, j'ai continué
l'usage des poudres ; mon fils ne tousse plus ; il y
a mieux, nous avons commencé à le faire sortir à
pied depuis huit jours.

« Cette promenade quotidienne d'une heure et

demie à deux heures n'a amené aucun retour de
la toux ; je dois ajouter que l'état de mon enfant
est excellent ; jamais je ne lui ai vu un teint aussi
bon, une activité aussi grande ; ses forces se sont
développées, la maigreur a fait place à un certain
embonpoint, etc.

« H. DE B.,

« A Bordeaux (mai 1872). »

« Ci-inclus, je vous remets une lettre que m'a
écrite hier un de vos anciens malades, guéri complètement par vos soins ; il m'adresse avec confiance à vous, pour que vous vouliez bien en faire
autant pour moi, en cas où cela serait possible.

« A. P.,

« Rouen (mai 1872). »

« MONSIEUR LE DOCTEUR BOYER,

« C'est une famille tout entière dans la désola-
tion qui s'adresse à vous : la guérison presque
miraculeuse d'un de mes confrères, M. V...,
atteint d'une phthisie pulmonaire, me fait recourir à votre expérience avec la plus grande confiance, etc.

« M. B.,

« A Plombières. »

« Monsieur le docteur Servaux,

« Je viens vous rendre compte de l'état dans lequel je me trouve après avoir suivi rigoureusement votre traitement depuis le 10 janvier.

« A ma grande surprise, mon médecin m'a déclaré trouver un grand changement dans ma poitrine ; il m'a ausculté assez longuement et a pu constater la disparition presque complète des râlements qui se produisaient à la partie inférieure du poumon gauche, etc.

« M. A. S.,

« A Lisieux. »

« Paris, 10 février 1874.

« Je suis heureux d'affirmer que depuis le mois de juillet dernier que je suis le traitement salino-calcaire, avec le concours éclairé du docteur Servaux, je vais très bien.

« Depuis sept ans, je souffrais d'une bronchite chronique, et j'avais fréquemment des oppressions terribles où je craignais d'étouffer.

« Avec ce traitement providentiel, les oppressions ont presque entièrement disparu et j'éprouve un mieux général.

« A. J.

« 10, rue Oberkampf. »

« Monsieur le docteur Jules Boyer,

« Ma femme, atteinte de phthisie pulmonaire, me donnait, depuis trois mois, les plus sérieuses inquiétudes. C'est au mois d'août dernier que la maladie s'est déclarée; une toux sèche, qui s'accentuait tous les jours, des sueurs nocturnes, surtout le matin, une fièvre presque continue; d'abord quelques crachats de sang, ensuite une hémorrhagie pulmonaire d'au moins un verre et demi. Tous ces symptômes effrayants n'ont pu être prévenus par les deux médecins que j'ai consultés. Les pilules de Churchill ou hypophosphites de quinine, l'huile de foie de morue, deux cautères sur la partie affectée, les sirops pectoraux n'enrayaient pas le mal. En désespoir de cause, ayant entendu parler de votre brochure sur la phthisie pulmonaire, je me suis empressé de la demander à votre éditeur. Après la lecture de votre ouvrage, j'ai été convaincu, et, à l'insu de mes médecins, j'ai immédiatement fait commencer votre traitement à ma chère malade.

« Au bout de huit jours au plus, votre poudre salino-calcaire avait produit effet. Plus de sueurs nocturnes, plus de fièvre ; appétit et mine revenus. La malade se lève et commence à travailler. La toux, au lieu d'être persistante comme autrefois, ne se fait sentir maintenant que le matin, mais

elle n'est rien, ainsi que les crachats, comparative-
ment au début de la maladie.

« Par l'auscultation, les médecins constatent
que le poumon gauche, qui était du reste le seul
affecté, à sa partie supérieure, va de mieux en
mieux ; — mais évidemment cette amélioration,
qu'ils constatent avec plaisir, n'est due, je l'affirme,
qu'à votre traitement.

« Agréez donc, Monsieur, mes sincères et respectueux hommages, et toute l'expression de ma
profonde reconnaissance, pour le service que votre
dévouement et votre science m'ont rendu, en ra-
menant à la vie ma jeune épouse.

« L. C.,

« A Montluçon (Allier). »

« Dans le courant du mois d'avril 1863, à la
suite d'un refroidissement, je fus pris d'une toux
qui augmentait de jour en jour. Dans le mois de
mai, j'avais des frissons dans les épaules et presque par tout le corps, suivis, quelques instants
après, de bouffées de chaleur difficiles à supporter,
et le froid me reprenait aussitôt. La toux était
tellement violente, qu'elle m'avait occasionné une
douleur dans le dos au-dessous de l'épaule gauche ;
ma respiration était gênée, je ne pouvais plus

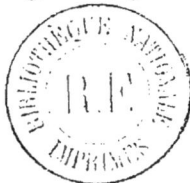

reprendre haleine pour tousser. Je fus obligé de me mettre au lit le 28 mai.

« Le médecin que je fis appeler certifia que j'étais atteint d'une bronchite chronique, et que cette maladie exigeait un traitement sérieux.

« Il me traita pendant six semaines ; la maladie se porta dans le côté droit et la gorge jusqu'au milieu de la poitrine. Malgré ses soins, les médicaments qu'il m'ordonnait augmentaient ma maladie. Je voyais bien qu'il ne tenait plus à venir me voir ; le 15 juillet, il se fit demander trois fois. — Je lui dis que je ne dormais pas la nuit et que je toussais continuellement ; il m'ordonna un sirop pour me calmer la toux et me faire dormir. J'en pris trois cuillerées qui m'occasionnèrent des quintes de toux et des vomissements, et je ne voulus pas aller plus loin.

« J'étais arrivé au bout de mes forces, et la maladie faisait toujours des progrès : je ne pouvais plus me tenir debout ni même prendre une cuillerée de bouillon ; lorsque je voulais en prendre, je toussais et tout revenait.

« Je me trouvais dans cette pénible situation, lorsque j'eus connaissance de votre brochure. Je fis prendre, le 31 juillet, les médicaments nécessaires pour suivre un traitement d'un mois.

« Je l'ai commencé le 1ᵉʳ août dans l'après-midi : J'ai pris, dans un demi-verre d'eau sucrée,

une cuillerée à café de poudre salino-calcaire
avec addition d'une cuillerée à café d'eau distillée
de laurier-cerise. Le soir, dès que j'ai été couché,
je me suis réveillé à deux heures du matin, j'ai
toussé et craché très librement, puis je me suis
rendormi pour ne me réveiller qu'à huit heures.
— Au bout de trois ou quatre jours, la toux avait
diminué des deux dixièmes ; l'appétit me revint
aussitôt ; j'aurais bien mangé à chaque instant, et
rien ne me faisait mal.

« Pendant le cours du mois de septembre, il y
a eu encore beaucoup d'amélioration, et le râle
que j'avais depuis le début de ma maladie dans la
gorge et dans la poitrine a complètement disparu.

« Voilà le troisième mois que je suis votre
traitement ; j'ai repris de l'embonpoint et j'ai bon
appétit. S'il n'était encore un peu de toux et un
peu d'enrouement, je serais tout à fait guéri.

« B. D., âgé de trente ans,

« A Tourlaville. »

« Confiant dans votre expérience et votre
loyauté, je n'hésite point à faire entreprendre à ma
fille le traitement si rationnel que vous prescrivez.

« Ma fille, âgée de vingt-trois ans, est atteinte
de phthisie pulmonaire, état qui ne laisse aucun

doute au médecin expérimenté qui l'a soignée
jusqu'à ce jour, et qui a constaté par l'auscultation, il y a deux ans, l'existence de tubercules
dans le poumon. Il y a trois ans, sa santé a commencé à s'altérer ; il se déclara une toux sèche à
laquelle on fit d'abord peu d'attention, l'attribuant
à un rhume, qui fut néanmoins soigné régulièrement avec du lait, du sirop et des tisanes cal-
mantes. Cet état dura environ un an sans obtenir
d'amélioration : persistance de la toux, expectoration abondante, crachats jaunes verdâtres ; ses
forces diminuaient chaque jour ; sa figure était
pâle, amaigrie, ses yeux caves, les pommettes
rouges ; elle éprouvait une lassitude générale, de
la fièvre vers le soir, des sueurs assez abondantes
la nuit, et surtout le matin. Puis apparurent des
crises de toux durant environ dix minutes, dont
les efforts produisaient même des vomissements :
avec cela, une oppression continuelle, des montées
vers la gorge avec picotements, la parole enrouée,
des maux de tête très fréquents, le sommeil très
agité.

« Le médecin, après avoir constaté que la
phthisie était bien caractérisée, ordonna, sans
succès, les Eaux-Bonnes, l'huile de foie de morue,
l'eau de goudron, le lait d'ânesse, les pilules de
digitale avec opium, le sirop de sève de pin, etc.

« . . . . . Bien que dix-sept jours seulement se

soient écoulés depuis le commencement du traitement (poudre salino-calcaire, eau distillée de
laurier-cerise, mixture noire), je remarque un
mieux général dans l'état de ma fille. Elle se sent
un peu plus de force. Sa figure est moins pâle et
se remplit, le sommeil est plus paisible ; elle
mange avec beaucoup d'appétit. Après trois ou
quatre jours de votre médication, la fièvre a entièrement disparu. Quant aux crises de toux, elles
existent encore, mais avec moins d'intensité,
durent moins longtemps, et sont moins fréquentes.
Les crachats sont blancs et liquides, etc.

« D. R...,

« Négociant à Bordeaux. »

« J'ai commencé votre traitement dimanche
dernier, 25 septembre. — J'observe fidèlement
les conseils que vous m'avez donnés par votre
honorée lettre du 11 septembre.

« Après huit jours de traitement, j'ai senti un
mieux général. Avant de prendre votre poudre,
toutes les nuits je devais changer de flanelle et de
linge, tellement la transpiration était abondante.
Dès le premier paquet que j'ai pris, les sueurs
ont beaucoup diminué, maintenant je transpire
encore un peu, surtout de la tête et du haut de

la poitrine ; mais il n'y a pas de comparaison avec les sueurs que j'avais ci-devant.

« La toux va beaucoup mieux ; je ne ressens plus les quintes qui m'étouffaient.

« L'expectoration décroît sensiblement ; la fièvre a disparu aussi. — Je ne ressens plus qu'une légère chaleur à la tête après mon dîner.

« Depuis que je prends vos médicaments, Monsieur, ma figure se remplit et l'amaigrissement du corps s'est arrêté. J'ai oublié de vous dire que, depuis le mois de juillet, j'avais maigri de 15 kilogrammes.

« Mon médecin, ou plutôt mon ami, m'a ausculté hier (15 octobre), et m'a dit qu'il trouvait qu'un grand changement s'était opéré en moi. »

———

« 14 novembre 1864.

« . . . . Je suis heureux de vous apprendre que, grâce à votre bonne méthode, le mieux qui s'était manifesté dans l'état de ma santé angmente de jour en jour. Mon médecin m'a ausculté il y a quelques jours, et a trouvé la poitrine dans un état très satisfaisant.

« Je vous autorise, Monsieur, à faire l'usage qu'il vous plaira de mes lettres ; vous ne pouvez certes donner assez de publicité à votre méthode.

« C'est un service que vous rendez à l'humanité.

« M. P. D.,

« A Bruxelles. »

« Atteint d'une bronchite chronique depuis le 20 mai 1863, j'ai été traité par quatre médecins de Cherbourg. Deux ont renoncé à venir me voir, disant qu'il n'y avait rien à faire à ma maladie ; et j'ai cessé de me faire traiter par les deux autres, voyant que les médicaments qu'ils m'ordonnaient aggravaient ma position au lieu de l'améliorer. Du 1er au 15 août, je n'ai plus suivi de traitement. Je toussais beaucoup, je vomissais et je crachais le sang. J'étais dans cette triste position lorsque j'appris qu'un nommé D....., atteint de la même maladie, suivait votre traitement et se trouvait beaucoup mieux.

« Je fis venir des médicaments ; j'ai commencé votre traitement le 17 août, et depuis cette époque je n'ai plus souffert du tout ; la toux a été complètement arrêtée, ainsi que les vomissements et crachements de sang, et je puis dire que maintenant je suis complètement guéri.

« Je vais reprendre mes occupations journalières vers le commencement de la semaine prochaine.

« J'ai l'honneur d'être, etc,

« Le B. M.,

« A Cherbourg. »

« J'ai commencé votre médication le 7 du mois
de juin, et, dès les premières gorgées, la poitrine
s'est dilatée et j'ai respiré plus librement et avec
plus de facilité. Ce mieux notable, tant à l'égard
de la bronchite que de l'asthme, s'est prolongé sans
interruption jusqu'au 11 juillet, époque où je me
suis involontairement trouvé un instant exposé à
un courant d'air. Il en est résulté une diminution dans le mieux et un peu d'oppression par
suite de mouvements obligés. Les journées, toute-
fois, n'étaient pas du tout mauvaises, les expec-
torations étaient plus rares, plus transparentes
et d'une meilleure nature, et j'avais plus de force
pour les expulser.

« LE CHEVALIER DES O.,

« Au Moulinet, par Sens. »

« Le 6 juillet, j'ai commencé votre traitement
pour une bronchite chronique compliquée d'hémoptysie et de sueurs ; au bout d'un mois, le repos
m'est revenu, l'embonpoint aussi : jamais je n'ai
eu autant d'appétit que maintenant.

« R.,

« Maire de T... »

« J'ai essayé votre traitement sur ma femme,
qui est âgée de vingt-quatre ans, et qui est grave-

ment malade depuis un an. J'ai lieu de croire que l'affection date de bien loin.

« Les effets ne se firent pas attendre : au bout d'une quinzaine, la toux avait pour ainsi dire complètement cessé ; l'amaigrissement s'arrêtait comme par enchantement, ainsi que le cortège de maux de poitrine que vous décrivez dans votre brochure. — Le flacon est à peine aux trois quarts ; le mieux se soutient, et la malade espère. — La guérison morale n'est pas celle que j'apprécie le moins.

« D.,

« A Lyon. »

« Depuis dix-huit jours que je suis votre traitement de la bronchite par la poudre salino-calcaire et la poudre contre les sueurs, j'ai vu combien ce traitement avait été favorable au rétablissement de madame D...; j'espère pour moi le même résultat. Je me trouve déjà mieux : je tousse et crache moins, et puis je repose bien la nuit ; les douleurs que j'avais dans les épaules sont beaucoup moins fortes.

« Depuis quatre mois que je suis malade, le médecin que j'ai consulté m'a donné toutes sortes de remèdes : emplâtres arrosés d'huile de croton, huile de foie de morue, sirop iodo-tannique, tisane

de dattes et de jujubes ; tout cela ne m'a presque rien fait. Il m'a dit que j'avais le poumon
droit malade, ce que je sens bien.

« J'étais profondément lasse de tout cela, lorsque le hasard m'a fait connaître votre traitement.
Comme je vous le disais, Monsieur, je m'en trouve
bien et veux le suivre bien exactement.

« Mᵐᵉ M.,

« A Lyon. »

« . . . . La religieuse pour laquelle je vous ai
demandé votre traitement avait été traitée comme
poitrinaire par plusieurs médecins. Au moment
où elle finissait son traitement, un de nos bons
médecins, M. Flaubert (de Rouen), constatait
qu'elle n'avait pas la poitrine malade.

« De deux choses l'une : ou les premiers médecins se sont trompés, ou votre traitement a en-
rayé la maladie.

« L.,

« Curé-doyen de N. »

« . . . Quant à moi, je ne trouve pas d'expression assez sentie pour vous remercier du soulagement que vous m'avez procuré.

« Mes crachats sont un peu moins épais, j'ai du

repos et un peu de force ; seulement je ressens des points un peu partout, et de la chaleur dans le haut de la poitrine et du dos.

« V⁰ E.,

A Saint-Quentin. »

« Voilà neuf jours que je suis votre traitement, et je me trouve beaucoup mieux. L'oppression a énormément diminué, et la toux, quoique assez fréquente, est plus grasse et l'expectoration est abondante et facile.

« Vos remèdes m'ayant déjà soulagé, j'ai hâte de les continuer.

« L. G.,

« A Nice. »

« . . . Tous nos autres malades vont bien ; plusieurs étaient condamnés ; maintenant on les voit revivre : ils sont heureux, et nous espérons qu'ils se guériront, puisque le mieux augmente assez visiblement.

« Sœur JOSEPH,

« Hospice de B... »

« Votre poudre salino-calcaire est un de ces remèdes vraiment bénis. — Une de mes paroissiennes, femme de trente-six ans, était atteinte de phthisie pulmonaire. Au dire des médecins, elle avait déjà craché son poumon droit ; quant au second, il se ramollissait ; la mort était donc prochaine. En qualité de pasteur, je lui ai conseillé de prendre votre poudre, et, aujourd'hui, cette malade se lève deux heures par jour. Grand repos la nuit ; bon appétit ; digestion facile.

« L'ABBÉ L.,

« Curé de T... (Moselle). »

« MONSIEUR SERVAUX,

« Notre pauvre malade paraît commencer à éprouver l'influence salutaire du traitement du docteur Jules Boyer. La poudre contre les sueurs a produit un effet merveilleux. L'appétit semble aussi se réveiller ; la toux diminue et le malaise général en même temps. Nous commençons de nouveau à espérer.

« Un autre membre de la famille, qui avait un rhume opiniâtre depuis trois mois, et qui sentait la poitrine fatiguée, a fait usage de la poudre salino-calcaire et s'en est bien trouvé.

« M. le docteur qui traite notre malade m'a dit tout récemment qu'il allait appliquer le traitement du docteur Jules Boyer à d'autres malades.

« S.,

« Propriétaire à la Boirie (Aveyron). »

« Je viens vous donner connaissance du résultat de vos médicaments. Après un mois de traitement, c'était miracle chez moi : les sueurs nocturnes, la toux, le râlement et toutes douleurs avaient disparu.

« Toute ma petite famille se joint à moi pour vous remercier du grand soulagement que j'éprouve.

« L.,

« Employé au chemin de fer de l'Est. »

_____

« Je m'empresse de vous faire part du résultat de votre traitement. Depuis près d'un mois que je l'ai commencé, j'éprouve un grand soulagement et j'espère me guérir complètement.

« Depuis dix ans que je suis atteinte d'une bronchite chronique, j'ai vu nombre de médecins, qui tous n'ont rien fait pour me soulager.

« Je ne tousse plus ou presque plus. L'expectoration, qui était si abondante, a disparu ; sauf quelques oppressions légères, je me croirais déjà guérie.

« J'ai bon appétit, je dors bien ; car je passais souvent des nuits entières assise sur mon lit, au point que mon coude gauche avait pris une peau très dure.

« Recevez mes remerciements pour le bien que vous m'avez procuré.

Mᵐᵉ S.,

« A Chateldon (Puy-de-Dôme). »

« MONSIEUR LE DOCTEUR SERVAUX,

« Il y a deux ou trois ans que je m'adressai à vous pour la première fois, pour vous demander le remède du docteur Jules Boyer, et vous m'en envoyâtes pour deux personnes.

« La première était une jeune fille, qui avait été condamnée par deux médecins qui avaient, comme à peu près tous nos médecins de campagne, constaté la présence de la maladie et proclamé l'inutilité des remèdes. Aujourd'hui, après avoir suivi le traitement pendant deux mois, elle se porte bien ; et, certainement, sans le remède du docteur Jules Boyer, elle serait enterrée depuis au moins deux ans.

« La seconde personne est un jeune homme chez lequel l'efficacité de ces mêmes remèdes engage et engagera certainement bien des personnes à y recourir ; car, dans mon pays, je ne sais pourquoi, la maladie de poitrine est si fréquente que, depuis sept ans que je suis dans ma paroisse, j'en ai vu mourir au moins trente de cette affection.

« L'ABBÉ B.,

« Curé de M... (Isère). »

« Un ecclésiastique, atteint depuis trois ans d'une phthisie de la gorge, a été complètement guéri en suivant votre traitement.

« Encouragé par la guérison de cette personne, et pressé par elle d'user de votre médication, je viens vous prier de vouloir me faire parvenir une consultation.

« Je suis atteint, depuis deux ans, d'une bronchite chronique, etc...

« L'ABBÉ EUGÈNE T.,

« Marseille. »

« Atteint, depuis longues années, d'une terrible affection de poitrine, je suis aujourd'hui énormément mieux, quoique je ne sois qu'à mon deuxième mois de traitement. Je commence à revivre.

« M. B ..,

« Instituteur (Morbihan). »

« Le 1ᵉʳ janvier 1865, je fus pris d'un rhume qui, au bout de quelques jours, me donna des inquiétudes. Je fus trouver mon médecin, qui me dit que c'était un rhume de saison. Il me fit prendre quelques tisanes et me recommanda de me tenir chaudement. Je fis ce qu'il me dit ; mais, au bout d'un mois, voyant qu'il n'y avait pas de changement, je continuai mon service de chef d'octroi. Je retournai voir mon médecin, qui m'ordonna de la gelée de mousse perlée ; j'en ai peut-être bien avalé 2 kilogrammes ; enfin, je languis comme cela jusqu'au 10 avril, toujours toussant, me sentant faillir de jour en jour, suant toutes les nuits, surtout le matin. Enfin, le 20 je crachais le sang.

« Le docteur, que je fis appeler, s'aperçut seulement alors que c'était sérieux, et que la bronchite était compliquée d'hémoptysie pulmonaire. Il me fit prendre force eau hémostatique, potion au kermès, vésicatoire sur la poitrine, etc., etc. Quand je pus un peu manger, tout ce que je prenais, je le prenais froid. Je crachai le sang pendant huit jours (12 ou 15 gorgées).

« Je restai deux mois dans cet état : toujours toussant, crachant beaucoup et fortement oppressé.

« Ne voyant aucun changement dans ma position, le médecin me proposa l'air de la campagne. Je partis le 24 juin pour Deyvilliers.

« Me sentant fort, ou du moins le croyant, je fis quelques promenades. Le 5 juillet, j'eus une forte quinte de toux qui amena de nouveau les crachements de sang. On employa les mêmes prescriptions que la première fois ; mais au lieu d'en obtenir de bons résultats, les liquides détermi-

nèrent chez moi une disposition continuelle à la
toux. Au lieu d'une ou deux quintes par jour, j'en
avais sept ou huit, et, depuis le 8 jusqu'au 11, je
ne cessai plus de cracher le sang nuit et jour. Enfin,
j'en étais réduit à l'extrémité : je m'en allai.

« Tout ce qui précède est pour vous faire voir,
monsieur le docteur, à quel point j'en étais arrivé.

« Mais, ô bonheur ! je vis l'annonce de votre
brochure dans un journal, je la fis venir, je la lus
attentivement, et je reconnus là tous les symptômes de ma maladie, depuis le commencement
jusqu'à la fin. Le lendemain, je faisais venir vos
médicaments pour un mois de traitement.

« Je commençai l'administration de vos médicaments le 12, et dès les premières doses, la toux
disparut et les crachements de sang cessèrent :
j'éprouvais un mieux notable, et aujourd'hui, au
bout de dix jours de traitement, je puis déjà vous
écrire, assis sur mon lit. Je vais continuer reli-
gieusement pendant plusieurs mois encore. Aujourd'hui, je puis dire que je suis en bonne voie,
sauf un peu d'oppression le soir.

« Mon revirement à la santé a tellement étonné
tout le monde que, pour peu que les habitants
eussent été excités, ils auraient crié au miracle.
Effectivement, c'est vraiment miraculeux.

« Depuis que je suis en bonne voie de guérison
et que c'est par suite de vos médicaments, plus

de quinze personnes m'ont déjà demandé votre brochure.

« Faites de ma lettre ce que bon vous semblera ; quant à moi, je ne pourrai trop préconiser une méthode qui produit des effets aussi satisfaisants.

« M. M...,

« A D... (Vosges). »

- « M. S..., receveur des contributions indirectes, près Strasbourg, m'a donné votre adresse en me disant que vos remèdes l'avaient sauvé, alors que les médecins avaient dit qu'il ne vivrait plus huit jours. Il y a de cela quatre ans. Je profite de l'heureux hasard qui m'a fait connaître votre adresse pour vous prier de me donner une consultation.

« R...,

« A Strasbourg. »

« Saint-Nazaire, 15 août 1867.

« Ma femme était atteinte de phthisie pulmonaire au dernier degré ; les médecins qui la soignaient désespéraient d'elle, et, malgré tous les traitements employés, la maigreur était effrayante. Elle toussait et crachait jour et nuit ; elle était alitée depuis plusieurs mois, lorsque, en désespoir de cause, nous employâmes votre traitement, que nous fûmes assez heureux de trouver à la Havane, chez MM. Sara et Catala, pharmaciens. — Après un mois et demi de ce traitement, ma femme était en si bonne voie de guérison, que son médecin, M. le docteur Julian Galuso, lui ordonna de venir en Europe et de vous consulter sur sa position.

« Aujourd'hui, grâce à vos bons soins, nous repartons pour la Havane, et je vous écris de Saint-Nazaire au moment de nous embarquer, pour vous remercier de m'avoir conservé mon épouse qui ne s'est jamais mieux portée.

« L. M. J.,
« Négociant à la Havane. »

« Depuis deux ans que je suis atteint d'une bronchite chronique, j'ai déjà suivi plusieurs traitements, et aucun ne m'a produit de si bons effets que le vôtre en si peu de temps.

« Depuis que je prends la poudre salino-calcaire, j'ai éprouvé un mieux notable. En premier lieu, je n'ai plus de râle dans la poitrine en dormant ; je ne tousse plus autant ; mes crachats, d'épais qu'ils étaient, sont devenus clairs ; l'appétit est meilleur, le teint plus frais. En un mot, il y a un mieux notable.

« M. L. L.,
« A Barcelone (Espagne). »

« Aujourd'hui, mon quatrième mois est écoulé; je viens de me peser, j'ai trouvé 1 k. 50 de bénéfice pour le mois. Je ne tousse plus guère et me sens la poitrine bien débarrassée. Seulement il me reste un essoufflement lorsque je marche un peu vite ou que je veux faire quelque chose de fatigant.

« En somme, je suis réellement bien, et je crois à ma guérison. S'il y a quelque changement à faire dans mon traitement, dites-le-moi, et soyez sûr que je n'y dérogerai en rien.

« M. M...,

« A Rotencourt (Vosges). »

« Aprés avoir obtenu les plus heureux résultats de l'emploi de la poudre salino-calcaire, permettez-moi d'en compléter les succès en vous priant de vouloir bien m'aider de vos conseils.

« Ma bronchite avait résisté aux pectoraux, à l'application de vésicatoires sur la nuque, la poitrine et entre les deux épaules. A cette première période ont succédé divers traitements, entre autres l'emploi de solutions arsenicales et deux saisons passées aux eaux de Cauterets, qui n'ont amené que de très médiocres modifications dans mon état.

« Je puis considérer les effets obtenus par votre traitement comme une véritable guérison.

« M. H. DE L...,

« A Bordeaux. »

« A MONSIEUR LE DOCTEUR SERVAUX.

« Vous devez vous rappeler que, l'année dernière, je vous avais prié de m'envoyer un flacon de poudre salino-calcaire, etc., du docteur Jules Boyer, pour des malades de ma paroisse. Ce remède a été vraiment merveilleux. Une de ces malades est totalement guérie, quoiqu'elle eût la poitrine complètement attaquée. Je viens donc, monsieur le docteur, vous prier de vouloir bien m'expédier encore le remède (traitement pour un mois).

« M. L'ABBÉ V...,

« A M... (Puy-de-Dôme). »

« Je ne saurais résister au désir de mettre un *post-scriptum* pour vous annoncer que votre méthode, jusqu'à ce jour totalement inconnue dans notre ville, commence à y attirer l'attention. La guérison que vous avez obtenue chez le malade au sujet duquel je vous entretiens, et qui compte parmi les principaux de l'endroit, excite l'étonnement de ceux qui le connaissent. On s'informe à l'envi de ce système que nos médecins ignorent.

« Ainsi aujourd'hui, nous avons eu la visite d'un praticien de Paris, appelé ici afin de soigner le fils d'un de nos voisins, gravement affecté de la poitrine. Ce docteur, en compagnie du père de son malade, qu'il traite d'une façon diamétralement opposée à la vôtre, est venu demander des explications sur l'état de santé de votre client et sur les remèdes que vous lui faites prendre.

« Il a emporté votre brochure qu'il veut étudier. De tout ceci, nous conjecturons que votre excellent système ralliera bientôt de nombreux partisans. Ce vous sera un honneur bien mérité.

« M. LE COMTE DE L...,
« A Mons (Belgique). »

« MONSIEUR SERVAUX,

« Je suis heureux de vous annoncer que la poudre salino-calcaire du docteur Boyer produit un excellent effet, et que la malade se trouve en voie de guérison.

« THIBAUT,
« Pharmacien de 1ʳᵉ classe, à Dunkerque. »

« Rouen, 3 mai 1864.

« ...Je suis heureux de pouvoir vous annoncer

que plusieurs de mes amis que je vous ai envoyés sont aujourd'hui guéris.

« Je n'éprouve plus de douleurs de côté, et bien que guéri, je continue votre traitement comme préservatif.

« M. J. P.,
« Route de Neufchâtel, à Rouen. »

« A Monsieur le docteur Servaux.

« Parmi les nombreuses guérisons de phthisie pulmonaire obtenues à Marseille et dans les environs, par le traitement du docteur Jules Boyer, je dois vous signaler celle de madame V..., qui était, il y a quatre ans, complètement abandonnée par tous les médecins qui lui avaient donné des soins.

« Madame V... s'est rétablie assez rapidement ; elle a eu deux enfants depuis, et sa santé ne laisse rien à désirer.

« Tous les médecins de Marseille sont à même de confirmer ce que j'avance. Pour eux comme pour moi, c'est un vrai miracle.

« Roubaud fils, C.,
« Pharmacien, 11, rue de Rome, à Marseille. »

« Monsieur Servaux,

« Je suis heureux de vous annoncer que mon fils va à merveille. Le bruit de sa guérison inespérée amène chez moi un grand nombre de phthisiques qui me prient de diriger leur traitement par la méthode du docteur Jules Boyer.

« Soullet, pharmacien
« A Saint-Jean-d'Angély (Charente-Inférieure). »

« Monsieur,

« Veuillez, je vous prie, m'expédier un flacon *Poudre salino-calcaire*, etc.; ce traitement est véritablement merveilleux dans les cas de bronchite et de phthisie.

« Depuis quatre ans que je me soigne avec ce traitement, je suis arrivé à une guérison presque complète d'une induration au sommet du poumon droit, induration qui avait les plus mauvais caractères. — Grâce à cette poudre, j'ai augmenté de quatre kilogrammes en hiver, et au lieu d'une maigreur désespérante je jouis d'un embonpoint relatif qui fait ma plus grande joie.

« E. L.....
« A Champel, Chemin-Vert, Genève (Suisse). »

« Monsieur le docteur Servaux,

« Vos remèdes contre la phthisie font merveille. Notre malade commence un deuxième flacon de *Poudre salino-calcaire.* Bien sûr, il sera rétabli si le second flacon agit comme le premier, etc.

« M. L...,

« Instituteur à Saint-Gervais. »

« Monsieur le docteur Servaux,

« J'ai reçu votre lettre, je vous remercie de la ponctualité avec laquelle vons voulez bien me répondre. Pour vous en prouver ma reconnaissance, je me ferai un devoir de donner votre adresse à tous ceux qui voudront bien me la demander ; il est inutile de vous dire que ce qui me porte à agir ainsi, c'est que je suis émerveillé de l'effet produit sur une femme par la *Poudre salino-calcaire.*

« S...,

« A Mouzevil (Vendée). »

« Monsieur le docteur Servaux,

« Votre traitement m'a fait un bien incontestable ; la respiration est devenue plus facile et les

enrouements de la gorge tendent à disparaître
de plus en plus ; veuillez, je vous prie, m'adresser, etc.

« J. D...,

« A Bayeux (Calvados). »

« MONSIEUR LE DOCTEUR SERVAUX,

« Je viens d'entendre parler de votre remède
qui fait, paraît-il, presque des miracles ; auriez-
vous, Monsieur, la bonté de me dire ce que vous
pensez de l'état d'une personne, etc.

« M. L'ABBÉ A...,

« Chanoine honoraire. »

« MONSIEUR LE DOCTEUR SERVAUX,

« Les merveilles opérées à Cheviré et dans les
environs par le traitement du docteur Jules Boyer
ont eu un tel retentissement, qu'aujourd'hui je
reçois une lettre d'une personne qui m'est inconnue, de Beaufort-en-Vallée, pour me demander
de le procurer à un jeune homme de quatorze ans
qui se meurt phthisique. La position, d'après le
long exposé qu'on m'en fait, paraît absolument
celle du jeune homme sur qui j'ai fait le premier
essai du traitement. Puisse-t-il donner des résultats aussi prompts et aussi durables ! Mon malade

était désespéré pour tout le monde, même pour la Faculté ; il en était au point de ne plus pouvoir sortir.

« Après quinze jours de traitement, il venait joyeux et alerte me remercier au presbytère, et un mois plus tard il avait une santé comme il n'en avait jamais eu, et reprenait son travail interrompu depuis plusieurs mois.

« C'est à partir de ce moment que je me suis fait un devoir de charité de faire connaître partout ce précieux médicament. Toutes les personnes (et le nombre en est grand) à qui, soit Monsieur le curé, soit moi, l'avons fait prendre, s'en sont admirablement trouvées.

« B...,

« Vicaire à Cheviré-le-Rouge, par Beaugé. »

« MONSIEUR LE DOCTEUR,

« La réussite du traitement de M. Jules Boyer, dans la personne de l'un de mes paroissiens pour lequel j'ai eu l'honneur de vous demander un double envoi, m'engage aujourd'hui à vous faire une nouvelle demande pour un jeune homme de vingt ans, etc., etc.

« M. L'ABBÉ H...,

« Curé de Grimaucourt. »

« Monsieur,

« En novembre dernier, vous avez envoyé à M. l'abbé D..., élève au séminaire, un traitement pour un malade qui s'en est trouvé très bien. Le traitement est celui du docteur Jules Boyer (*Poudre salino-calcaire*, etc.).

« Ayant dans ma paroisse un jeune séminariste atteint d'une affection analogue, il désire user de ce même traitement.

« M. A...,

« Curé de C... »

« Monsieur Servaux,

« Je vous prie de me faire parvenir le plus tôt possible les remèdes pour le traitement d'un mois, en y ajoutant une bouteille de vin stomachique.

« Satisfait du traitement que je suis depuis bientôt un mois, je tiens à le continuer.

« M... fils,

« Vétérinaire à Bédarieux. »

Pour terminer, je crois nécessaire d'apprendre aux médecins réfractaires à toute innovation que MM. Barth et Piorry, ces deux grandes illustrations médicales, employaient mon traitement de préférence à tout.

OBSERVATIONS

DONNÉES PAR DES MÉDECINS.

« Monsieur et très honoré confrère,

« La lecture de votre ouvrage, aussi parfait par la méthode scientifique et l'examen théorique du sujet que par l'application des données physiologiques et pathologiques au traitement, m'a vraiment intéressé et m'a inspiré le désir d'employer votre traitement dans ma pratique et de me joindre au nombre des praticiens qui tâchent de constater par l'observation clinique la justesse de vos propositions.

« Agréez, etc.

« Dr Tutschel,

« Médecin de S. M. le roi de Bavière. »

« Monsieur et très honoré confrère,

« J'ai reçu la brochure que vous avez eu la bienveillance de m'adresser et je l'ai méditée avec une profonde attention. C'est un devoir pour moi de vous exprimer toute la joie intellectuelle qu'elle m'a causée et de vous remercier de vos généreux efforts. Je ne connaissais assurément rien d'aussi satisfaisant sur la phthisie pulmonaire.

« Dr HOUSSAYE,

« A Pont-Levay. »

« Voici l'état de la malade pour laquelle je viens vous demander une consultation : à l'auscultation, on constate l'existence d'une caverne au sommet du poumon droit, de tubercules au poumon gauche. Cette malade a été soignée par les premières sommités de Bordeaux. Je conseillai l'application d'un séton au retour des eaux, le lait de chèvre, etc...

« Aux Eaux-Bonnes, elle se trouva très fatiguée ; il y eut un crachement de sang. Le médecin inspecteur la trouva très malade et fit pressentir une terminaison funeste.

« Il y a six semaines, j'ai été appelé à lui donner des soins. Elle ne pouvait plus manger ; l'estomac se refusait à toute espèce d'alimentation. Il existait une contraction *spasmodique* du pharynx qui rendait la déglutition très pénible. Je ne trouvai pas la poitrine plus malade qu'au mois de juin, et je me décidai à tenter le traitement que vous préconisez, bien que le confrère qui m'a prêté votre brochure m'ait déclaré n'avoir retiré aucun bénéfice de vos idées.

« Pour me placer dans des conditions inatta-quables, j'ai demandé à votre pharmacien les médicaments, et j'ai la satisfaction d'avoir obtenu un excellent résultat. Aujourd'hui je constate que l'état de la poitrine est tout à fait stationnaire ; que l'appétit revient. La malade reprend de l'embonpoint : c'est sensible aux joues ; la digestion est facile ; les aliments sont trouvés sapides ; les forces ont augmenté ; la malade peut sortir quand le temps le permet ; elle se sent plus forte ; il y a de la gaieté, et j'espère que malgré MM. les docteurs Guitrai et Bitot, et M. Bouillaud qui a été consulté lors du congrès, la malade vivra tout 1867.

« On est venu hier me prier d'aller voir une jeune femme de vingt-sept ans. Je l'ai trouvée dans un état pitoyable ; on l'a gorgée d'iodure de fer en sirops, en pilules, etc. Elle a vomi le sang en quantité prodigieuse. Six médecins l'ont vue successivement et ne sont pas revenus après leur première visite, et toujours l'iodure de fer a été la base de leurs prescriptions. Cette malade est dans un état grave ; je vais essayer votre traitement ; je vous dirai plus tard quels en seront les résultats.

« D' LOUSTAU-MARNET,
« A Pessac (Gironde) »

« Monsieur et très honoré confrère,

« Je m'empresse de vous adresser mes remer-
ciments bien sincères pour les flacons de votre
poudre salino-calcaire et d'eau de laurier-cerise,
que vous avez eu l'extrême obligeance de m'envoyer. Je vais immédiatement les faire prendre
à ma fille, selon votre prescription, et j'espère
que leur action tonique et vraiment réparatrice lui
fera grand bien...

« C...,

« Docteur de la Faculté de Paris. »

« J'ai lu avec beaucoup d'intérêt votre brochure,
et je ne puis que me ranger à votre avis sous
tous les rapports : aussi j'ose prendre la liberté
de vous adresser un pauvre jeune homme dont la
poitrine est gravement malade et qui a grand
besoin de vos excellents conseils ; si vous pouviez
parvenir à remettre un peu sa santé déjà bien
délabrée, vous feriez une bonne œuvre en le
conservant à sa famille, à laquelle il est d'une
grande utilité.

« Permettez-moi donc d'espérer, très honoré
confrère, en votre bienveillance pour lui, et daignez agréer l'hommage de mes sentiments bien
confraternels.

« Dr Adet de Roseville,

« Chatou (Seine-et-Oise). »

« Depuis plus d'un mois, j'ai soumis madame B... à votre médication, dans laquelle j'ai beaucoup de confiance, l'ayant employée bien des fois déjà avec succès.

« Je profite de l'occasion, Monsieur et très honoré confrère, pour vous féliciter d'avoir trouvé la poudre salino-calcaire. Vous avez rendu en cela un véritable service à l'humanité.

« Dr GUERTIN,

« Chinon (Indre-et-Loire). »

« A MONSIEUR LE DOCTEUR SERVAUX.

« Je vous prierai de m'expédier, le plus tôt qu'il vous sera possible, deux flacons de poudre salino-calcaire ; trois flacons de mixture noire ; deux flacons d'eau cohobée de laurier-cerise.

« Je dois vous dire que je retire de ce traitement des résultats qui dépassent toutes les espérances. J'ai une jeune fille chez laquelle l'amélioration a été en peu de temps extraordinaire. Elle était jugée condamnée, même par des confrères très instruits. Toute sa famille a succombé à la phthisie pulmonaire.

« Dr DURAND,

« A Fraize (Vosges). »

« Le traitement que vous indiquez étant logique. je me propose de le faire suivre, l'année prochaine, à quelques-uns de mes malades. Je me ferai un veritable plaisir de vous instruire des résultats favorables que j'aurai pu obtenir.

« Dr E. VIDAL,

« A Hyères (Var). »

« A MONSIEUR LE DOCTEUR SERVAUX.

« Il y a deux ans que j'ai pris une première fois de la poudre salino-calcaire du docteur Jules Boyer, pour combattre une bronchite qui malheureusement dure encore. Ce traitement avait semblé me faire du bien. Mais, depuis quelques jours, les douleurs thoraciques augmentent de nouveau et je tousse davantage.

« Je viens donc vous prier de m'expédier, contre remboursement, encore deux flacons de poudre salino-calcaire.

« LE Dr BORDMANN.

« A Neuf-Brisach (Haut-Rhin). »

« A MONSIEUR LE DOCTEUR SERVAUX.

« Je viens vous prier d'être assez bon de m'envoyer de suite une boîte de 20 doses de poudre contre les sueurs.

« J'en ai déjà fait prendre à quelques malades et j'en ai obtenu un bon succès; c'est pourquoi je vous en redemande, en vous priant de me les envoyer par la poste.

« Dr VOIGT,

« A Raon-l'Étape (Vosges). »

« Dans la même année, j'ai expérimenté le traitement du docteur Jules Boyer, sur plusieurs malades. Parmi ces malades, je citerai la femme C..., de Saint-Fargeau, et la femme C..., d'Auvernaux, que je considérais comme perdues ; elles sont très bien et travaillent tous les jours, et cela depuis plus d'un an. Chez d'autres, j'ai obtenu du ralentissement dans la marche de cette maladie, et un soulagement très marqué.

« Aujourd'hui même j'ai été appelé près d'une malade que j'ai soignée il y a deux ans : je lui conseillai de l'huile de foie de morue. Cette malade m'a prié de la remettre à l'usage des poudres que j'avais employées dans sa première maladie, et dont elle s'était bien trouvée.

« LE Dr X...,

« A Ponthiery. »

« A MONSIEUR LE DOCTEUR SERVAUX.

« L'heureux résultat qu'un de mes clients

éprouva en juin dernier de la poudre salino-calcaire
et de l'eau cohobée de laurier-cerise du docteur
Jules Boyer, m'engage à vous prier de m'envoyer
encore un flacon.

« Le Dr THIÉBAUD,

« A Conflans (Moselle). »

« J'ai dans mon service, à l'Hôtel-Dieu, beaucoup
de bronchites et de phthisies à divers degrés. Je
possède votre brochure intitulée : *Guérison de la
phthisie pulmonaire par la poudre salino-calcaire*, et autres médicaments dont vous êtes l'auteur. J'ai lu vos observations ; il y a intérêt pour
la science comme pour l'humanité à les essayer.

« Je vous adresserai, si je me trouve bien de
votre traitement, un compte rendu de mes observations.

« Le Dr X...,

« Médecin de l'Hôtel-Dieu (à Poitiers). »

« MONSIEUR ET TRÈS HONORÉ CONFRÈRE,

« Je viens de lire votre brochure avec le plus
vif intérêt, et malgré sa clarté et l'application si
facile du traitement que vous recommandez pour
combattre cette terrible maladie, je préfère avoir
votre avis sur le malade que je vous adresse et
rester simple observateur. . . . . . .

« Dr COMBAUD,

« De Versailles. »

« Vers la fin de juin, un de mes confrères m'a fait faire connaissance avec votre brochure sur la phthisie pulmonaire. Il m'a relaté plusieurs cas dans lesquels il a fait usage de votre méthode avec succès. Il a, par devers lui, l'observation d'un jeune homme de vingt-deux ans, qui était arrivé au dernier degré de marasme avec cavernes dans les poumons. Le malade avait épuisé la série des médicaments usités avant la découverte de votre méthode, et inutilement. Celle-ci l'a ramené des portes de la mort à un état de santé excellent et qui se maintient depuis deux ans.

« La lecture de votre brochure m'a inspiré une grande confiance pour votre méthode, et je n'ai pas hésité à l'employer dans un cas grave, qui me touche de très près et qui m'intéresse au plus haut degré.

« Le Dr NÈGRE,

« A Laurens (Hérault). »

« CHER CONFRÈRE,

« Exerçant dans ce moment à Arcachon, j'ai commencé à employer votre traitement contre la phthisie pulmonaire, et je crois être le seul médecin qui l'ordonne ici.

« J'ai une malade, mère de famille, qui est à son second flacon de poudre salino-calcaire ; elle a eu une amélioration considérable du côté des poumons. Son état général est bon, quoiqu'elle soit d'une famille dont presque tous les membres sont morts de la poitrine.

« J'ai encore en traitement une jeune fille de treize ans, qui est restée un mois à Arcachon ; je l'ai soumise à votre traitement qu'elle continue toujours. Son père m'a écrit qu'elle allait encore mieux depuis qu'elle prenait le second flacon. — La toux avait disparu ainsi que la fièvre et les sueurs. Le sommeil et l'appétit étaient excellents.

« Je pourrais vous adresser un grand nombre d'observations, mais, malheureusement, les malades ne séjournent pas assez longtemps à Arcachon pour que je puisse constater *de visu*, soit une amélioration notable, soit une guérison parfaite.

« Le D^r DA CRUZ TEIXEIRA,

« Cours Sainte-Anne, 94, à Arcachon. »

————

« Mulhouse, 24 octobre 1864.

« TRÈS HONORÉ CONFRÈRE,

« De tous les traitements que nous avons employés depuis près de dix ans contre la phthisie, aucun ne nous a donné des résultats aussi constants que votre poudre salino-calcaire. Nous regrettons que les exigences de la pratique ne nous

aient pas permis de suivre pas à pas les amélio-
rations qui se sont produites chez nos malades
sous l'influence de votre médication. Quoi qu'il en
soit, nous allons vous faire part de deux faits dont
nous avons très bonne souvenance.

« Au mois de janvier dernier, nous fûmes appelé chez une ouvrière de fabrique, âgée de trente-
deux ans, grande, sèche, en proie, depuis plusieurs jours, à des hémorrhagies pulmonaires très
intenses. Ces hémoptysies furent combattues avec
succès par le perchlorure de fer, l'ergotine et la
limonade sulfurique.

« L'auscultation nous révéla l'existence de plusieurs petites cavernes situées sous la clavicule
gauche.

« La malade fut soumise à votre traitement
avec recommandation de le suivre ponctuellement,
et cela pendant plusieurs semaines. Nous avions
perdu de vue la personne en question, quand, vers
la fin du mois de mars, elle se présenta à notre
consultation. Nous fûmes étonné du changement
qui s'était opéré en elle depuis notre dernière entrevue : son teint était frais, elle avait pris de
l'embonpoint et ne se plaignait plus de la poitrine.
Elle nous disait avoir repris son travail depuis
plus d'un mois, et supportait sans le moindre dé-
rangement les plus grandes fatigues. Disons avec
regret que, ne l'ayant pas auscultée en ce moment,

nous ne savions pas dans quel état se trouvait
son poumon qui avait été si cruellement atteint
trois mois auparavant. Les règles, supprimées
depuis fort longtemps, revenaient exactement à
époque fixe.

« X..., âgé de vingt et un ans, ouvrier méca-
nicien, se présente à notre consultation vers la fin
du mois de juin. Il se plaint de crachements de
sang et d'oppression ; ayant perdu récemment
deux sœurs à la fleur de l'âge, il était dans une
anxiété impossible à décrire.

« Nous lui prescrivîmes votre traitement, et,
au bout d'un mois, il revint nous voir pour nous
annoncer qu'il allait reprendre son travail.

« X..., lors de notre première entrevue, avait
refusé formellement de se faire examiner la poitrine. « Je sais bien ce que j'ai, nous dit-il, et vous
le savez aussi, car vous avez traité une de mes
sœurs.» Nous nous rappelâmes alors avoir été appelé auprès d'une de ses sœurs lors de son agonie;
la pauvre enfant était phthisique au suprême degré.

« Nous déclarons en toute sincérité avoir employé avec succès votre traitement dans des cas
désespérés, et que si, aujourd'hui, nous ne pou-
vons pas produire des observations complètes à
l'appui de ce que nous avançons, il n'en sera pas
de même dans un avenir peu éloigné.

« Notre but en vous écrivant cette lettre étant tout à fait désintéressé, vous en ferez l'emploi que vous jugerez convenable.

« Recevez, etc.

« D. KRAFFT,

« De Mulhouse. »

« Mulhouse, 27 février 1865. »

« Votre traitement me donne des résultats inespérés ; il a eu l'approbation du plus illustre clinicien de la Faculté de Strasbourg.

« Je vous le dis en toute sincérité, j'en obtiens de magnifiques résultats. Dernièrement, j'ai fait, grâce à vous, une cure vraiment merveilleuse ; si je ne craignais de faire de la réclame, je proclamerais *urbi et orbi* que j'ai opéré un miracle,

« D. KRAFFT,

« De Mulhouse. »

« MONSIEUR ET HONORÉ CONFRÈRE,

« J'ai souvent fait usage, pour mes malades, des excellents médicaments conseillés par le docteur Jules Boyer. Les succès que j'en ai obtenus me déterminent à vous en faire une nouvelle demande.

« Je vous serais très obligé de m'adresser im-

médiatement ce qui est nécessaire pour le traitement d'un mois.

« Je serai très heureux de rencontrer là, sinon
un spécifique absolu, du moins un remède efficace
qui rendrait les plus grands services à la popula-
tion anglaise sans exception.

« D. P. DE V...,

« Brunswick Place. — Regent's Park. »

« MONSIEUR LE DOCTEUR SERVAUX,

« De retour à Paris après une absence de plusieurs années, je m'empresse de vous témoigner,
ainsi qu'à M. le docteur Boyer, toute ma reconnaissance au sujet du rétablissement de ma femme ;
vous vous rappelez que cette dernière était atteinte
de phthisie pulmonaire avancée, avec crachats
incessants, toux continuelle, sueurs nocturnes
abondantes, amaigrissement effrayant ! Rien ne
manquait comme symptômes.

« Bien que vous n'eussiez qu'un faible espoir,
vous avez prescrit la poudre salino-calcaire et
les autres médicaments prescrits par le docteur
Boyer ; ma femme, je dois le reconnaître, avait
un tel désir de guérir, qu'elle a suivi le traitement
avec persévérance pendant bien des mois !

« Aujourd'hui et même depuis longtemps,
Mme Lecourtier est complètement rétablie ; sa

santé est des plus florissantes, et personne ne se douterait qu'elle a été si près de la mort.

« Je vous autorise, Monsieur le Docteur, à publier ma lettre, heureux que je suis de pouvoir rendre service aux pauvres malades atteints de cette terrible maladie que l'on nomme la phthisie pulmonaire.

« Agréez....

« A. LECOURTIER,

« 140, rue du Faubourg-Saint-Martin. »

« MONSIEUR LE DOCTEUR SERVAUX,

« J'ai déjà employé avec succès la poudre salino-calcaire contre certaines affections chroniques de la poitrine.

« Je désirerais faire l'essai des pilules anti-rhéiques ; voudriez-vous m'en faire adresser une boîte ?

« Agréez.....

« Dr MASCAREL,

« Médecin en chef de l'hôpital de Châtellerault. »

« MONSIEUR LE DOCTEUR SERVAUX,

« J'ai l'honneur de rappeler à votre souvenir qu'au mois de mai dernier, et à défaut de médecin dans le canton que j'habite, j'ai eu recours aux remèdes de M. le docteur Boyer, préparés par vos soins, pour me soigner d'une bronchite chronique dont j'étais atteint depuis longtemps.

« En me confiant à votre traitement par correspondance, je vous disais dans ma première lettre que je n'espérais pas une guérison radicale, mais une réparation satisfaisante; ma surprise a été grande à mon entière satisfaction, et je suis on ne peut mieux guéri. Mais, avant de vous annoncer cet heureux résultat, j'ai voulu en être convaincu, en attendant jusqu'à ce jour, pour m'assurer qu'il n'y aura pas de rechutes. Or, il y a trois mois que j'ai cessé votre traitement, et depuis cette époque je n'ai ressenti ni douleurs de poitrine, ni toux, ni gêne des voies respiratoires.

« Après un aussi heureux résultat pour votre science et pour moi, je ne pourrais me pardonner de ne pas en exprimer ma profonde gratitude à M. le docteur Jules Boyer et à vous, Monsieur le docteur Servaux, pour votre remède qui m'a rendu la santé; et je vous donne entière liberté de faire tel usage qu'il vous plaira de cette lettre.

« Agréez....

« W.,

« Brigadier de gendarmerie à Sornac (Corrèze). »

_____

« Monsieur le Docteur,

« J'ai l'honneur de vous écrire cette lettre pour

vous informer que depuis un an je fais usage de la poudre salino-calcaire, eau de laurier-cerise et mixture noire ; j'en suis très satisfaite. Étant atteinte d'une bronchite chronique, j'ai trouvé un grand soulagement dans l'emploi de ces médicaments.

« J'ai un très bon appétit, je dors très bien, je ne transpire point, je tousse beaucoup moins qu'auparavant, la fièvre a complètement disparu, j'ai même pris de l'embonpoint : tels sont les résultats obtenus par l'emploi de votre traitement.

« C'est avec plaisir que je verrais ma lettre insérée dans vos nouvelles éditions, et je ne crains pas de faire l'éloge de vos médicaments à toutes les personnes qui me parlent du grand changement qui s'est opéré en moi.

« Agréez....

« Madame ULYSSE R.,
« 159, rue de Paris, à Angoulême. »

« MONSIEUR LE DOCTEUR SERVAUX,

« Je voudrais faire prendre vos remèdes à une personne de mes amis, abandonnée des médecins, pour une bronchite très ancienne et très opiniâtre. J'ai déjà fait suivre votre traitement, il y a cinq ou six ans, à un jeune homme dont la phthisie très avancée faisait le désespoir de son médecin, et qui maintenant jouit d'une santé parfaite et travaille avec courage dans les champs.

« Agréez.....

« L....

« A Saint-Gervais-sur-Couches, par Nolay (Côte-d'Or). »

« MONSIEUR LE DOCTEUR SERVAUX, A PARIS.

« J'ai l'honneur et la satisfaction de vous informer de l'heureux effet de vos remèdes contre la maladie de poitrine dont mon fils avait été atteint accidentellement. Lui qui était comme un squelette, qui ressemblait à un fantôme, n'ayant ni forces, ni appétit, est aujourd'hui, je crois, hors de danger.

« Il mange et digère à faire envie ; son teint est revenu, l'embonpoint commence ; les forces vont en proportion ; il peut faire six à huit kilomètres sans fatigue, lui qui ne pouvait se lever de son fauteuil. Votre traitement a donc fait merveille. Tout le monde en est surpris, d'autant plus que son médecin l'avait condamné et abandonné.

« Veuillez donc, Monsieur le docteur Servaux, recevoir pour M. Boyer et pour vous les plus vifs remerciements de ma femme et de moi-même.

« A. M...,

« Instituteur à N. (Haute-Saône). »

« MESSIEURS GARNIER ET Cⁱᵉ,

« Pharmaciens à Paris.

« Depuis à peu près vingt jours que je fais usage de la poudre salino-calcaire, ainsi que de tous les autres remèdes que vous m'avez envoyés, je constate qu'aujourd'hui déjà l'amélioration est très sensible.

« J'ai l'intention de continuer les paquets de poudre contre les sueurs, et comme je trouve que cette poudre m'est d'une grande utilité pour la nuit, je vous prie de m'en envoyer une autre par la poste, en attendant une autre demande de médicaments.

« Agréez, etc., etc.

« M...,

« A L. (Indre-et-Loire).

« Juin 1880. »

« MONSIEUR LE DOCTEUR SERVAUX,

« M. M..., mon ancien ouvrier, fatigué des médicaments de tous les docteurs qu'il avait consultés ; condamné par eux et par tout le public à une fin prochaine, a eu le bonheur de voir sur un journal l'adresse de la brochure du docteur Boyer ; il se l'est procurée et ayant suivi le traitement, il a surpris tout le monde par l'embonpoint qu'il a pris.

« Tout cela nous a prouvé combien le traitement du Dr Boyer est précieux, car depuis trois ans M. M... jouit d'une santé relativement bonne, etc.

« Usine de T. V. L.

« Avril 1880. »

« MESSIEURS GARNIER ET Cie,

« Le 17 janvier dernier, j'avais l'honneur de vous demander, pour une de mes adjointes, le traitement du docteur Jules Boyer.

« Mon adjointe était dans l'impossibilité de continuer sa classe, ne mangeant plus, rendant par des vomissements quotidiens le peu qu'elle prenait, ne dormant plus ; en un mot, on désespérait. Ceux qui douteraient de l'efficacité du traitement employé peuvent venir voir, par eux-mêmes, le résultat inouï, obtenu.

« Merci donc à vous, Messieurs, et pour moi, et pour mon adjointe.

« Depuis trois mois, nous ne suivons plus votre traitement, et le mieux continue.

« Au mois de septembre, j'aurai l'honneur de venir vous remercier moi-même, et vous montrer la jeune fille à laquelle on donnait 6 mois de vie.

« Mlle M...,

« Directrice de l'école des filles à M..... (Oise).

« Juin 1880 »

« Messieurs Garnier et Cie,

« Chez la femme d'un notaire de mon pays, par un flacon étiqueté *Poudre salino-calcaire* du Dr Jules Boyer, j'ai vu se produire un effet qui m'engage à l'introduire dans le traitement de la phthisie.

« Veuillez donc, etc., etc.

« Dr C... à H...

« Ain. »

« Janvier 1882. »

« Monsieur le docteur Servaux,

« Il y a quelques années, mon mari, de passage à Paris, fut vous consulter à l'égard de la bronchite chronique dont il est atteint ; depuis quelque temps, il suivait le traitement du Dr Boyer. Vous avez complété le traitement par un emplâtre sédatif ; en l'espace de quinze jours, vous l'avez ausculté deux fois, et vous lui avez assuré qu'il .resterait avec un catarrhe bénin et que l'asthme disparaîtrait. Ceci fut tellement vrai, qu'il y a une dizaine d'années de cela, et il va passablement bien.

« Je vous ai énuméré ce fait afin de vous le remémorer, et voici où je veux en venir.

« J'ai un fils âgé de 12 ans, et il a la même infirmité que son père, etc., etc.

BOYER. 10

« Ce traitement ayant réussi à mon mari, je pense
qu'il réussira également à mon fils. Nous l'avons
fait à un de nos amis avec succès ; il l'a lui-même
fait faire à un autre de nos amis avec succès.

« Comptant sur votre réponse, etc., etc.

« P...,
« à Lyon. »

« 30 septembre 1882. »

« MONSIEUR LE DOCTEUR SERVAUX,

« J'ai le plaisir de vous annoncer que la poudre
salino-calcaire a produit le meilleur effet sur ma
santé. Je suis votre traitement depuis le jour où
vous eûtes l'obligeance de me donner une consultation, c'est-à-dire depuis la fin de décembre dernier. Je n'ai jamais interrompu, si ce n'est que de
temps en temps, à cause de nos exercices qui ne
nous laissent pas toujours libres.

« Mon confrère qui est allé vous voir récemment
se porte à merveille, depuis qu'il suit votre régime,
et me prie de vous offrir ses remerciements.

« L'ABBÉ R. »

« 30 mai 1882. Séminaire de... »

« MESSIEURS GARNIER ET Cie,

« Je vous fais part que depuis que mon mari suit
le régime du Dr Servaux, je le trouve très bien.

J'espère que ce mieux continuera en suivant stric-
tement le traitement.

« Agréez, Messieurs, etc., etc.

« N. B...

« à S.-P.

« 22 septembre 1882. »

« MONSIEUR LE DOCTEUR SERVAUX,

« J'eus, il y a quelques mois, occasion de lire la
brochure du Dr Boyer :« *Guérison de la Phthisie
pulmonaire* », et n'y trouvant rien à redire, rien
qui ne fût parfaitement logique, j'en fis l'essai en
grand sur un phthisique dont la maladie était bien
confirmée : je dois vous dire que j'ai réussi. Aussi,
pareil fait se présentant, suis-je bien décidé à
soumettre mon malade à cette excellente médication.

« J'ai l'honneur, etc.

« Dr..., ancien interne des hôpitaux,

« à G... (Manche).

« 7 mars 1882. »

« MESSIEURS GARNIER ET Cie,

« Pharmaciens à Paris.

« Je vous envoie ci-contre un mandat postal,
afin que vous ayez l'obligeance de m'envoyer un
flacon de mixture noire du docteur Jules Boyer,

vous priant de n'apporter aucun retard à cette
expédition dont j'attends l'arrivée, comme devant
contribuer à hâter l'amélioration de l'état de santé
de ma fille.

« Il y a huit jours, une personne qui en a fait
usage m'envoya un flacon de poudre salino-calcaire,
un flacon d'eau de laurier-cerise, m'engageant
à en essayer.

« En effet, depuis huit jours, la toux de ma fille
n'est pas aussi forte, et l'expectoration se fait plus
facilement; seulement l'appétit manque complètement. Soyez donc assez bons, Messieurs, pour
n'apporter aucun retard à ce petit envoi.

« J. M.... à la T....

« (Lot-et-Garonne).

« 17 nov. 1882. »

« MONSIEUR LE DOCTEUR SERVAUX,

« Je me suis déjà adressée à vous, voilà déjà
quelques années, pour vous demander la *poudre
salino-calcaire* du docteur Jules Boyer, poudre
à laquelle je dois ma guérison, j'ose dire inespérée, et j'avais toujours remis à vous en donner
avis, afin de voir si ce mieux continuerait.

« Je suis en parfait état pour ce qui concerne la
poitrine, et aujourd'hui personne ne veut croire
que j'aie été aussi gravement atteinte.

« Aujourd'hui, j'ai l'honneur de m'adresser à vous pour une autre personne.

« Je suis toute disposée à donner des renseignements sur l'efficacité de la poudre que j'ai prise, si des personnes désirent en obtenir.

« Mme C.... à Langeais,

« (Indre-et Loire.) »

« MESSIEURS GARNIER ET Cie,

« Voilà un mois à peine que je suis le traitement du docteur Boyer, et la toux a complètement disparu, le mieux augmente sensiblement ; j'ai donc hâte de continuer.

« Veuillez donc m'envoyer, etc., etc.

« B... à M. »

« MESSIEURS GARNIER ET Cie,

« Je vous prie de vouloir bien m'envoyer un flacon de poudre salino-calcaire, deux flacons eau de laurier-cerise.

« Je suis heureux de vous dire que je me trouve tout à fait bien : je compte, après ce mois, être bien guéri.

« Agréez, etc.

« V...

« (Mâcon). »

« Monsieur le docteur Servaux,

« Atteint d'une bronchite chronique depuis deux ans, j'ai vu sept médecins différents, sans pouvoir obtenir aucun soulagement, malgré les nombreux remèdes que j'ai pris ; au contraire, plus je prenais de médicaments, plus j'étais irrité ; j'avais des oppressions presque continuellement, des maux de tête insupportables, des vomisse-ments, des crachements de sang ; je ne pouvais plus dormir, à cause de la toux et de l'oppression qui ne me quittaient pas de la nuit.

« Ayant pris connaissance du traitement du docteur Boyer, j'en ai fait usage. Dans le premier mois, j'ai ressenti une légère amélioration; après le deuxième mois que je viens de finir, je vais beaucoup mieux; la toux est presque disparue, je n'ai plus d'oppression, le râle que j'avais dans la poitrine, et que l'on pouvait entendre à distance, n'existe plus ; je repose assez bien la nuit ; l'appétit revient tous les jours ; en un mot je vais beaucoup mieux ! Depuis que je fais usage de la *poudre salino-calcaire* et de *l'eau de laurier-cerise*, j'ai éprouvé un grand changement dans ma santé.

« Agréez, Monsieur le Dr Servaux, mes cordiales salutations.

Honoré B... à B...

« (Eure-et-Loir). »

« Messieurs Garnier et Cⁱᵉ,

« Il y a eu une année le 10 novembre , que vous m'envoyâtes la dernière caisse ; je fais toujours l'étonnement de ceux qui m'ont vu et qui me voient maintenant ! Le médecin, ici, m'avait si bien condamné, et il en est lui-même surpris !

« Il y a ici trois phthisiques qui ont envie de prendre ce médicament ; leur médecin leur a conseillé d'en faire usage ; je vous demande le traitement pour deux mois.

« Agréez, etc., etc.

« Vᵛᵉ B... à Orbes,

« (Suisse). »

« Monsieur le docteur Servaux,

« Vous m'avez écrit il y a quelque temps relativement à une jeune fille de notre ville, Mˡˡᵉ T..., dont vous m'aviez adressé les parents pour prendre les médicaments que vous avez prescrits ; on est venu en effet me voir à cette occasion en m'apportant votre lettre.

« Cette jeune fille, âgée de 12 à 13 ans, présentait, au moment où elle est venue chez moi, d'après l'auscultation faite par son médecin habituel, tous les caractères attribués à la phthisie pulmonaire ; le poumon gauche seul cependant était atteint, et les crachements de sang le lendemain et le surlendemain s'étaient produits très manifestement ; alors, pour me conformer aux prescriptions de votre lettre, j'ai donné à la malade de 4 à 5 cuillerées à soupe d'eau hémostatique additionnée d'une cuillerée à dessert de sirop pectoral. Après 3 ou 4 jours de ce traitement, les crachements de sang avaient complètement disparu et la respiration était sensiblement meilleure. Nous avons commencé le traitement Boyer, et depuis lors tout s'est passé admirablement, à tel point que le médecin qui voyait tous les jours la jeune fille a déclaré que l'état de sa jeune cliente s'était sensiblement amélioré,

« J'ai conseillé à la famille de vous faire venir à Besançon, mais je n'ai pu la décider à cause des dépenses.

« B.... pharmacien,
« Besançon. »

« MONSIEUR LE DOCTEUR SERVAUX,

« Grâce à vous, Monsieur, et à vos excellents remèdes, ma femme va beaucoup mieux ; mais, à mon avis, elle a encore besoin de vos soins, car, bien qu'elle ait retrouvé l'appétit, elle tousse encore.

« Avant de commencer votre excellent traitement, ainsi que je vous l'ai déjà écrit, ma femme n'avait plus d'appétit, sa pâleur et sa faiblesse étaient extrêmes; aujourd'hui elle a bonne mine, boit, mange, digère, dort et marche bien. En un mot, elle va aussi bien que possible, mais sa guérison n'est pas parfaite; c'est pourquoi je vous prie, Monsieur, de vouloir bien me faire expédier par la maison Garnier les anciens remèdes précédemment ordonnés et tous ceux que vous jugerez nécessaires.

« Agréez, Monsieur, mes remerciements les plus sincères.

« A... notaire à C...

« (Ain). »

« MONSIEUR LE DOCTEUR SERVAUX,

« J'ai l'honneur de vous demander un troisième flacon de votre *poudre salino-calcaire*, je ne regrette pas mon argent, car cette poudre a sauvé la vie à mon fils qui était à deux doigts de la tombe.

« A peine avait-il pris la moitié du premier flacon qu'un mieux très sensible s'opéra chez lui ; les forces revinrent, et en même temps l'appétit ; l'expectoration diminue rapidement ; plus de râles, plus d'oppression, tout avait disparu lorsqu'il eut employé le second flacon.

« Si je vous demande encore un flacon, c'est par mesure de précaution.

« Recevez, Monsieur, avec mes remerciements, mes sincères salutations.

« Vve D... à B...

« (Ain). »

« MESSIEURS GARNIER ET Cie,

« Je vous prie de m'expédier, le plus tôt qu'il vous sera possible, deux flacons poudre salino-calcaire ; deux flacons mixture noire ; quatre flacons eau de laurier-cerise.

« Je dois vous dire que je retire de ce traitement de très bons résultats. Ma fille, qui le suit depuis trois mois, va beaucoup mieux et est presque guérie : je tiens cependant à le lui faire suivre encore quelque temps, par précaution.

« Agréez, etc.

« Ar.. D... à V...

« (Ardèche). »

« MONSIEUR LE DOCTEUR SERVAUX,

« J'ai commencé mon troisième mois du traitement du docteur Jules Boyer, permettez-moi de vous annoncer l'effet heureux qu'il produit sur ma santé.

« La fatigue générale disparaît ; les crachats sont plus clairs et moins volumineux ; jamais je n'ai eu autant d'appétit que maintenant. Mais voici le plus fort : deux personnes, qui vivent avec moi depuis deux mois et demi, m'ont dit l'autre jour qu'elles trouvaient que ma mine était bien changée depuis quelque temps ; elles disent que ma figure est plus remplie et plus fraîche qu'à l'époque où elles m'ont vu pour la première fois. Voilà donc une épreuve des plus frappantes et des plus consolantes, car ce changement heureux n'a pu être produit que par votre excellent traitement.

« Veuillez me pardonner, monsieur le docteur, si j'ai été un peu long, mais je me fais un devoir de vous annoncer une aussi consolante nouvelle.

« Daignez agréer, monsieur le docteur, avec mes remerciements, les sentiments les plus respectueux de votre serviteur.

« Alfred S...,

« Professeur à l'institution de R...

« (Tarn). »

« MONSIEUR LE DOCTEUR SERVAUX,

« Depuis que mon mari suit votre traitement, il n'est plus reconnaissable: aussi désire-t-il vous voir. Veuillez me dire quelles seraient vos conditions pour vous rendre à Rouen ; nous sommes disposés à tous les sacrifices pour arriver à une guérison complète.

« Agréez, Monsieur, mes bien sincères remerciements.

« F. L..., à Rouen. »

« MONSIEUR LE DOCTEUR SERVAUX,

« La personne pour laquelle je vous ai demandé plusieurs fois, dans le courant de l'année dernière, le traitement du docteur Boyer, était atteinte d'une bronchite chronique, depuis le commencement d'avril ; son père et deux de ses sœurs sont morts de cette cruelle maladie ; de plus, les médecins la traitaient pour cette maladie arrivée à une grave période ; je lui ai parlé du traitement du docteur Jules Boyer, que je suis de temps à autre depuis 1867, et dont je me suis toujours très bien trouvée ; elle l'a suivi aussi, et s'en est trouvée bien aussi.

« Son médecin, qui la croyait perdue, l'a auscultée de nouveau, et a été extrêmement surpris de la trouver aussi bien, elle désire donc continuer votre traitement.

« J. G...

« 22 janvier 1883. Les Ponts-de-Cé. »

« Monsieur le docteur Servaux,

« Je vous envoie ci-joint une lettre qui vous mettra au courant de ma situation : grâce à votre traitement, j'ai pu jusqu'à ce jour continuer l'exercice de ma profession.

« Depuis quelque temps, je suis de nouveau affecté de bronchite, et j'espère qu'en prenant les mêmes remèdes qu'en 1875, je pourrai m'en réchapper encore pour cette fois-ci. A cette dernière époque, mon frère vous écrivait que j'étais un homme mort ; néanmoins je compte m'en tirer encore bien, pourvu que vous m'expédiez promptement, contre remboursement, ce que vous jugerez nécessaire.

« Agréez, etc.

« L. G.

« à Lausanne. »

AVIS

—

Obligé de quitter Paris pour cause de santé, j'engage les malades à bien vouloir s'adresser, pour les consultations verbales ou par correspondance, à M. le docteur Servaux, mon collaborateur.

M. le docteur Servaux reçoit de 2 à 4 heures, les lundi, mercredi, vendredi, 60, boulevard de Strasbourg.

Dr Jules BOYER.

N. B. — Ne m'occupant exclusivement que de l'exercice de la médecine, je prie les malades d'adresser leurs demandes de médicaments et de renseignements à MM. Garnier et Cie, pharmaciens de 1re classe, 38, rue Rochechouart, à Paris.

Dr SERVAUX.

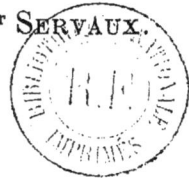

TABLE DES MATIÈRES

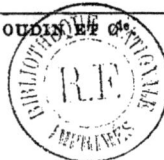

POITIERS. — TYPOGRAPHIE OUDIN ET Cⁱᵉ

Publications Scientifiques et Pratiques

Le diabète et son traitement, par le docteur M. Théry, 3ᵉ édition renfermant une étude complète sur le diabète, ses causes, son traitement, l'hygiène à suivre, les aliments à prendre ou à éviter, etc. (*Librairie Lecène, Oudin et Cⁱᵉ, 17, rue Bonaparte.*)

Guérison de la goutte, du rhumatisme et de l'obésité, par le docteur Jules Boyer, ex-interne des hôpitaux, ex-prosecteur d'anatomie, ex-chef des travaux anatomiques, ex-professeur de physiologie. (*Librairie, 38, rue Rochechouart.*)

Hygiène de la table, par le docteur Degoix, rédacteur en chef du *Petit Médecin des Familles* et de l'*Hygiène Pratique*, vice-président de la Société d'Hygiène de l'enfance, membre du Conseil d'administration de la Société française d'Hygiène, membre de la Société de Médecine pratique, officier de l'Instruction publique. (*Librairie Baillière et fils, 19, rue d'Hautefeuille.*)

Hygiène de la toilette, par le docteur Degoix. (*Même librairie.*)

Maladies et médicaments à la mode, par le docteur Degoix. (*Même librairie.*)

DEUX LIVRES UTILES

Tout le monde, à notre époque de surmenage mental, souffre, plus ou moins, de troubles du système nerveux. A cette légion de malades ou de candidats à la maladie, nous recommandons la lecture d'un livre d'hygiène spécialement dédié aux gens du monde par un écrivain de race, doublé d'un praticien prudent et expérimenté.

Contre mandat de 3 fr. 50, adressé à M. Ollendorf, 28 *bis*, rue de Richelieu, nos lecteurs recevront : **Misères nerveuses** (3ᵉ édition), par le docteur E. Monin, secrétaire de la Société française d'hygiène, chevalier de la Légion d'honneur, officier de l'Instruction publique.

Vient de paraître, à la Société d'éditions scientifiques, 4, rue Antoine-Dubois : **Formulaire de Médecine pratique,** par le docteur E. Monin (préface du professeur Peter). Cet ouvrage, qui renferme plusieurs milliers des meilleures formules, rendra aux familles les plus utiles services L'hygiène des maladies, la médecine des symptômes, la thérapeutique conçue d'après les indications cliniques : voilà ce qu'y trouveront tous les gens soucieux d'approfondir l'*ars curandi*, dénommé à bon droit « la partie la plus utile de l'art le plus utile que l'homme ait inventé ». Le Formulaire du docteur Monin est appelé au succès durable, parce qu'il est méthodiquement mis en pages et rédigé avec un sens critique assez rare dans ces sortes de publications.

On peut dire que cet ouvrage, c'est le médecin à domicile : tous les renseignements utiles y sont contenus.

Contre mandat de **5 francs,** le Société d'éditions (4, *rue Antoine-Dubois*), expédiera *franco* ce beau volume *relié*, de plus de 650 pages.

www.ingramcontent.com/pod-product-compliance
Lightning Source LLC
Chambersburg PA
CBHW050108210326
41519CB00015BA/3871